神农本草经

【白话精解】

王竹星 主编

天津出版传媒集团

天津科学技术出版社

本书具有让你"时间花得少,阅读效果好"的方法

▶ 建议配合二维码一起使用本书 ◀

我们为本书特配了智能阅读助手,他可以为你提供本书配套的读者权益,帮助你提高阅读效率,提升阅读体验。

针对本书,你可能会获得以下读者权益:

线上读书群

为你推荐本书专属读书交流群,入群可以与同读本书的读者,交流本书阅读过程中遇到的问题,分享阅读经验。

微信扫码
添加智能阅读助手

另外,还为你精心配置了一些辅助你更好地阅读本书的读书工具与服务,比如,阅读打卡、读书卡片等。

阅读助手, 助你高效阅读本书, 让读书事半功倍!

图书在版编目 (CIP) 数据

神农本草经白话精解/王竹星主编. -- 天津:天津科学技术出版社,2011.1(2020.6月重印)

ISBN 978-7-5308-5357-3

Ⅰ.①神… Ⅱ.①王… Ⅲ.①神农本草经—译文 Ⅳ.①R281.2

中国版本图书馆CIP数据核字(2010)第211007号

神农本草经白话精解

SHENNONG BENCAOJING BAIHUA JINGJIE

责任编辑: 孟祥刚　方　艳

责任印制: 兰　毅

出　　版　天津出版传媒集团

天津科学技术出版社

地　　址: 天津市西康路35号

邮　　编: 300051

电　　话: (022)23332402

网　　址: www.tjkjcbs.com.cn

发　　行: 新华书店经销

印　　刷: 三河市宏顺兴印刷有限公司

开本 710×1000　1 / 16　印张 13　字数 218 000

2020年6月第1版第4次印刷

定价: 42.80元

序

原　文

　　李濒湖云：神农古本草，凡三卷三品，共三百六十五种，首有名例数条。至陶氏作别录，乃拆分各部，而三品亦移改，又拆出青葙、赤小豆二条（按本经目录，青葙于在下品，非后人拆出也，疑葙当作蘘），故有三百六十七种。逮乎唐宋，屡经变易，旧制莫考。（此上并李氏语）。今考本经三品，不分部数，上品一百二十种，中品一百二十种，下品一百二十五种（见本经名例）。品各一卷，又有序录一卷。故梁七录云三卷，而陶氏别录序云四卷。韩保升谓神农本草上中下并序录合四卷，是也。梁陶隐居名医别录，始分玉石草木三品为三卷，虫兽果菜米食、有名未用三品为三卷，又有序录一卷，合为七卷。故别录序后云：本草经卷上，序药性之原本，论病名之形诊，题记品录，详览施用；本草经卷中，玉石草木三品；本草经卷下，虫兽果菜米食三品，有名未用三品。右三卷其中下二卷，药合七百三十种，各别有目录，并朱墨杂书并子注。今大书分为七卷。（以上并陶氏语）。盖陶氏别录仍沿本经上中下三卷之名，而中下二卷并以三品分为子卷。唐本草讥其草木同品，虫兽共条，披览既难，图会非易，是也。别录于本经诸条，间有并析。如胡麻，经云叶名青蘘，即在胡麻条下，而别录乃分之（本经目录无青蘘）。中品葱、薤，下品胡粉、锡镜鼻，并各自为条，而别录乃合之。由此类推，凡证类本草三品与本经目录互异者，疑皆陶氏所移。李濒湖所谓拆分各部，移改三品者，是也。

　　青蘘之分，盖自别录始（唐本草注云：本经在草部上品，即指别录原次言之），赤小豆之分，则自唐本草始，是为三百六十七种。唐本草退姑活、别羁、石下长卿、翘根、屈草、淮木于有名未用，故云三百六十一种（见别录序后唐本草注）。宋本草又退彼子于有名未用，故云三百六十种（见补注总叙后）。今就证类本草三品计之，上品一百四十一种，中品一百十三种，下品一百二十五种，已与本经名例绝不相符。又有人部一种，有名未用七种，并不言于三品何属。李濒湖所谓屡经变易，旧制莫考者，是也。李氏纲目，世称为集大成。

以今考之本经，而误注别录者四种(萆薢、葱、薤、杏仁)。从本经拆出，而误注他书者二种(土蜂、桃蠹虫)。原无经文，而误注本经者一种(绿青)。明注本经，而经文混入别录者三种(菓耳实、鼠妇、石龙子)。经文混入别录，而误注别录者六种(王不留行、龙眼、肤青、姑活、石下长卿、燕屎)。别录混入经文，而误注本经者四种(升麻、由跋、赭魁、鹰屎白)。夫以濒湖之博洽而舛误至此，可见著书难，校书亦复不易。开宝本草序云：朱字墨字，无本得同，旧注新注，其文互缺。则宋本已不能无误，又无论濒湖矣。今去濒湖二百余载，古书亡佚殆尽，幸而证类本草灵光岿然，又幸而纲目卷二具载本经目录，得以寻其原委，而析其异同。本经三百六十五种之文，章章可考，无阙佚，无羡衍，岂非天之未丧斯文，而留以有待乎?近孙渊如尝辑是书，刊入问经堂中，惜其不考本经目录，故三品种数，显与名例相违。缪仲淳、张路玉辈，未见证类本草，而徒据纲目以求经文，尤为荒陋。大率考古者不知医，业医者不知古，遂使赤文绿字埋没于陈编蠹简之中。不及今而亟为搜辑，恐数百年后证类一书又复亡佚，则经文永无完璧之期矣。爰于繙阅之余，重为甄录其先后，则以本经目录定之，仍用韩氏之说，别为序录一卷。而唐宋类书所引，有出证类外者，亦备录焉。为考古计，非为业医计也。而非邃于古，而明于医者，恐其闻之而骇，且惑也。甲辰九月霜降日顾观光识。

译文

李时珍先生说：《神农本草经》这部古书，原本为三卷，它将药物分作三品，总共有三百六十五种，卷首还著有数条关于名例的文字。后来到了陶弘景写作《名医别录》时，便拆分各部药物，而三品药物的名目也作了改动；他又拆出了青箱(蘘)、赤小豆两条，因此药物的数目有三百六十七种。后来到了唐代、宋代，原书经过多次变更，旧有的文字面貌就考察不清了。

现今考察《本经》的三品药物，是不分部数的。上品药有一百二十种；中品药有一百二十种；下品药有一百二十五种。每品药各成书一卷，又有序录一卷。所以梁代的《七录》说是三卷，而陶弘景在《别录》序中说有四卷。韩保升谓《神农本草经》的上品、中品、下品合并序录，共为四卷，这是正确的。

梁代陶弘景先生的《名医别录》，开始把玉、石、草、木部的三品药分为三卷，虫、兽、果、菜、米、食及有名未用部的三品药分为三卷，又有序录一卷，合为七卷。所以《别录》序后说：《本草经》卷上，叙述药物性能的根本原因，论列各种疾病的诊断名目，题写药品目录，以备临床运用。《本草经》卷中，记录玉石草木部三品药物。《本草经》卷下，记录虫兽果菜米食部三品药物，有名未用部三品药物。三卷书中的中、下二卷，药物合计七百三十种，均分别有目录，并且用朱笔、墨字掺杂着书写，并加入注解。全书共分为七卷。

陶先生的《别录》沿用了《本经》上、中、下卷的名称，但在中、下二卷中又各以三品分为子卷。因此《唐本草》讥讽他的分类方法是草木同品，虫兽共条，既难以翻阅，又不易绘图。

《别录》对《本经》的某些药物条目，既有加以合并的情况，也有予以分开的情况。如胡麻条，《本经》说它的叶叫青蘘，归在胡麻条下，而《别录》就分别开来了。中品的葱、薤，下品的胡粉、锡镜鼻，《本经》是各自为条的，而《别录》就合为一条了。由此类推，大凡《证类本草》的三品药物与《本经》目录互有差异的地方，都可怀疑为陶先生改动过。因此，李时珍先生认为《别录》拆分各部，移改三品。

青蘘是被《别录》所分出而另作条目的，赤小豆被分作一条则是《唐本草》所为，因此药物总数成了三百六十七种。《唐本草》又将姑活、别羁、石下长卿、翘根、屈草、淮木划入有名未用部下，所以宣称三百六十一种。《宋本草》再次把彼子归入有名未用部，所以宣称三百六十种。如今计算《证类本草》中保存下来的三品药物，上品药为一百四十一种；中品药为一百一十三种；下品药为一百二十五种，已经与《本经》名例所记载的药品数不相符合了。而且另有人部一种药，有名未用部七种药，并不说明属于三品中的哪一品。所以李时珍先生认为屡经变易，旧制莫考。

李先生的《本草纲目》，世人称道为本草学的大集成巨著。以该书考证《本经》，也有不少错误，其中有四种药物误注成《别录》所出(草薢、葱、薤、杏仁)；有两种药物从《本经》中拆出来，误注成出自他书(土蜂、桃蠹虫)；有一种药物本无经文，而误认为出自《本经》(绿青)；有三种药物出自《本经》，又混入《别录》(莫耳实、鼠妇、石龙子)；《本经》经文与《别录》注文互有混淆，误注成《别录》药物的有六种(王不留行、龙眼、肤青、姑活、石下长卿、燕屎)，误注成《本经》药物的有四种(升麻、由跋、赭魁、鹰屎白)。李先生学问渊博、见多识广，竟然出现这么多的错误，可见著书难，校书也不容易。《开宝本草》序中谈到：用朱笔和墨字著书，就没有过相同的版本，后人的注解文字，无论旧注、新注总有缺漏。那么宋代的本草著作已经不能保证不出错误，又何况明代的李时珍先生呢？

　　如今距离李时珍时代又过了二百多年，得以保存下来的古书少之又少，幸亏《证类本草》原貌依旧，又幸亏《本草纲目》卷二详细记载了《本经》目录，人们才能够从中寻找《神农本草经》文字变迁的始末经过，从而分析比较药物的异同之处。《本经》所记载的三百六十五种药物，经过人们的考证查实，既无缺漏，又无衍生，真是上天留给人们的恩惠！

　　近代孙渊如曾辑录《神农本草经》这本古书，刊刻在问经堂丛书中，可惜他没有考核《本经》目录，三品药物的种数显然与《本经》名例相违背。缪仲淳、张路玉等人，不查《证类本草》，只是根据《本草纲目》来求取经文，尤为荒谬浅陋。大率考古者不知医，业医者不知古，遂使文字埋没，古义不明。如果现在再不加紧搜集古文，辑录成书，恐怕数百年后《证类本草》一书又散失了，那么《本经》的经文永无完璧之期。

　　我翻阅古书，甄别药物，按照《本经》目录排定先后次序，仍然采用韩保升的说法，另立序录一卷。唐宋时期的书籍中，《证类本草》除外，也引录了部分文字，主要是为了考证古籍，并非针对从事医生职业的需要。对于那些精通医理、同时又能流畅地阅读古籍的人来说，恐怕不会因此而感到惊异和迷惑吧！

　　甲辰年九月霜降日顾观光识。

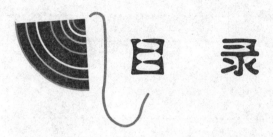

卷一 上经

玉石（上品）

目录

神农本草经 白话精解

神农本草经 白话精解

目录

目 录

卷二　中经

草（中品）

目 录

神农本草经 白话精解

目 录

虫鱼（中品）

果（中品）

米谷（中品）

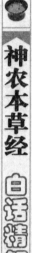

菜（中品）

卷三 下经

玉石（下品）

草（下品）

目 录

神农本草经 白话精解

目 录

木（下品）

神农本草经 白话精解

序 录

原 文

上药一百二十种为君，主养命以应天，无毒，多服久服不伤人，欲轻身益气不老延年者，本上经。

中药一百二十种为臣，主养性以应人，无毒有毒，斟酌其宜，欲遏病补虚羸者，本中经。

下药一百二十五种为佐使，主治病以应地，多毒，不可久服，欲除寒热邪气破积聚愈疾者，本下经。

三品合三百六十五种，法三百六十五度，一度应一日，以成一岁。倍其数合七百三十名也（宋本草注云：神农本经药三百六十五种，今言倍其数，合七百三十名，是并名医别录副品而言，则此一节别录之文也。盖传写浸久，朱墨错乱，遂令后世览之者，弮摭此类，以谓非神农之书，乃后人附记之文，率以此故也）。

药有君臣佐使，以相宣摄合和，宜用一君二臣三佐五使（依明万历本），又可一君三臣九佐使也。

药有阴阳配合，子母兄弟，根茎花实，草石骨肉（纲目草石作苗皮）。有单行者，有相须者，有相使者，有相畏者，有相恶者，有相反者，有相杀者，凡此七情，合和视之（依元大德本）。当用相须相使者良，勿用相恶相反者。若有毒宜制，可用相畏相杀者，不尔勿合用也。

药有酸、咸、甘、苦、辛五味，又有寒、热、温、凉四气，及有毒无毒，阴干暴干，采造时月，生熟土地所出，真伪陈新，并各有法。药性有宜丸者，宜散者，宜水煮者，宜酒渍者，宜膏煎者，亦有一物兼宜者，亦有不可入汤酒者，并随药性不得违越。欲疗病，先察其源，先候病机，五藏未虚，六腑未竭，血脉未乱，精神未散，服药必活。若病已成，可得半愈，病势已过，命将难全。

若用毒药疗病，先起如黍粟，病去即止，不去倍之，不去十之，取去为度。

疗寒以热药，疗热以寒药，饮食不消以吐下药，鬼疰蛊毒以毒药，痈肿疮瘤以疮药，风湿以风湿药，各随其所宜。

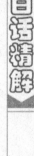

病在胸膈以上者,先食后服药;病在心腹以下者,先服药而后食;病在四肢血脉者,宜空腹而在旦;病在骨髓者,宜饱满而在夜。

夫大病之主,有中风伤寒,寒热温疟,中恶霍乱,大腹水肿,肠澼下痢,大小便不通,贲豚上气,咳逆呕吐,黄疸消渴,留饮癖食,坚积癥瘕,惊邪癫痫,鬼疰,喉痹齿痛,耳聋目盲,金疮踒折,痈肿恶疮,痔瘘瘿瘤,男子五劳七伤、虚乏羸瘦,女子带下崩中、血闭阴蚀,虫蛇蛊毒所伤。此大略宗兆,其间变动枝叶,各宜依端绪以取之。

译 文

上品药一百二十种属于君药,主要是养命而对应于天,没有毒性,多服久服对人体无害,上品药多具有轻便身体、增益气力、延缓衰老、益寿延年的作用。

中品药一百二十种属于臣药,主要是养性而对应于人,一般无毒或有小毒,宜斟酌使用,选服中品药大多能够遏制病邪、补益虚弱的身体。

下品药一百二十五种属于佐、使药,主要是治病而对应于地,毒性大,不可久服,选择下品药多用于治疗大寒大热、邪气积聚,形成症结瘕疾肿块坚硬之类的病证。

上、中、下三品药一共为三百六十五种,与一年有三百六十五天的规律一致。养生治病,辨证用药,遵循自然法则。

药物的配伍运用分为君、臣、佐、使,根据实际情况,组方配伍在突出君药的基础上,可适当地加减臣药和佐使药以辅助药效,达到相互宣、摄、合、和的作用。

药物之间还有阴阳属性的配合关系、子母兄弟的依赖关系,使用植物的根、茎、花、实,各种草、石及动物的骨、肉入药,为了发挥药物的作用,必须注意"七情":

①单行,即用单味药治病;

②相须,即配合应用性质功效相类似的药物;

③相使,即配合应用具有某种共性的药物,一主一辅;

④相畏,即一种药物的毒副作用能被另一种药物减轻或消除;

⑤相恶,即所合用的药物功效被抵消;

⑥相反,即所合用的药物能产生毒副作用;

⑦相杀,即用一种药物能减轻或消除另一种药物的毒副作用。一般来说,使用不同的药物组方配伍,应当选取有相须、相使作用的药物,以提高疗效,不要选取有相恶、相反作用的药物。如果药物有毒,为了制伏其毒性,可以选取有相畏、相杀作用的药物,否则千万不要滥用有毒的药物胡乱配伍。

药物的五味是酸、咸、甘、苦、辛,四气是寒、热、温、凉,有些药物有毒,有些药物无毒,使用时宜加以区别。根据时令季节采集的药物,有阴干的,有晒干的,生用或加以炮制后使用。掌握各类药物出产的土地,辨别药物的真伪,是陈久的还是新鲜的药物,均有一定的方法。而且药物的特性各有不同,有适宜于做丸药的,有适宜于做散剂的,或用水煮,或用酒浸,或煎作膏剂,也有一种药物同时可采用不同的剂型,或者只能用作丸散,不可兼入汤酒,在用药制剂时就不得违背。治疗疾病必先察其病源,找出病机,若五脏六腑的功能活动未至虚竭,血脉不乱,精神也没有散失的现象,再给病人用药必能使其康复;若病势已成,病情深重,此时用药就不能指望速愈,病人可慢慢康复;倘若病人五脏六腑的功能活动虚竭,血脉精神散乱,病势已过,即使用药也难有回天之力,性命将难以保全。

对于使用有毒的药物治病,应严格控制用量,起初的药量要小,病去即止;若病邪未去,可加大剂量至两倍甚至十倍,以祛除病邪而不伤害正气为原则。

用药的规律是:治疗寒性疾病当用温热药,治疗热性疾病当用寒凉药。饮食不消使用催吐或泻下的药物,鬼疰、蛊毒等传染性疾病使用有毒的药物以毒攻毒。疮科药治疗痈肿疮瘤,风湿药治疗风湿痹痛。也就是说,针对不同的病证,应当使用合适的药物。

服药与饮食的关系,若为胸膈以上的病证,宜先进食后服药;心腹以下的病证,宜先服药后进食;病在四肢血脉,清晨空腹时服药为好;病在骨髓深处,夜间饱腹后服药为宜。

药物所主治的疾病,举其大略为:中风、伤寒、寒热、温疟、霍乱吐泻、大腹水肿、肠澼下痢、大小便不通、奔豚气、咳喘、呕吐、黄疸、消渴、饮食留癖、癥瘕积聚、惊邪癫痫、鬼疰、喉痹、齿痛、耳聋、目盲、金刃疮、折跌伤、痈肿、恶疮、痔、瘘、瘿瘤、男子五劳七伤、虚弱消瘦,女子带下、崩漏下血、经血闭止、阴蚀疮,以及虫蛇咬伤、蛊毒等。其中还有不少证候变化,按病取药,辨证配伍,各得其宜。

神农本草经 白话精解

卷一 上经

玉石（上品）

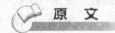 原文

➴ 丹沙

味甘微寒。主身体五藏①百病，养精神，安魂魄，益气明目，杀精魅邪恶鬼②久服通神明③不老。能化为汞，生山谷。

（《太平御览》引：多有生山谷三字，《大观》本作生符陵山谷。俱作黑字。考生山谷是经文，后人加郡县耳。宜改为白字，而以郡县为黑字。下皆仿此）。

《吴普本草》曰：丹沙，神农：甘；黄帝：苦，有毒；扁鹊：苦；李氏：大寒，或生武陵，采无时，能化未成水银，畏磁石，恶咸水（《太平御览》）。

《名医》曰：作末，名真朱。光色如云母，可折者良。生符陵山谷。采无时。案：《说文》云：丹，巴越之赤石也。象采丹井，象丹形，古文作凸，亦作彤、沙、水散石也。丹沙所化为水银也。《管子·地数篇》云：山上有丹沙者，其下有金。《淮南子·地形训》云：赤矢，七百岁，生赤丹；赤丹，七百岁，生赤。高诱云：赤丹，丹沙也。《列仙传》云：赤斧，能作水澒，炼丹，与硝石服之。按：金石之药，古人云久服轻身、延年者，谓当避谷，绝人道，或服数十年，乃效耳。今人和肉食服之，遂多相反，转以成疾，不可疑古书之虚诬。

➴ 云母

味甘平。主身皮死肌，中风寒热，如在车船上，除邪气④安五藏，益子精⑤明目。久服轻身延年。一名云珠，一名云华，一名云英，一名云液，一名云砂，一名磷石。生山谷。

《名医》曰：生太山、齐卢山及琅邪、北定山石间。二月采（此录《名

医》说者,即是仲景、元化及普所说,但后人合之,无从别耳,亦以补普书不备也。)

案:《列仙传》云:方回,炼食云母。《抱朴子·仙药篇》云:云母有五种:五色并具而多青者,名云英,宜以春服之;五色并具而多白者,名云液,宜以秋服之;五色并具而多黑者,名云母,宜以冬服之;但有青、黄二色者,名云沙,宜以季夏服之;晶晶纯白,名磷石,可以四时长服之也。李善《文选注》引《异物志》:云母,一名云精,入地万岁不朽,《说文》无磷,薄也,云母之别名。

玉泉

味甘平。主五藏百病,柔筋强骨,安魂魄,长肌肉,益气。久服耐寒暑,不饥渴,不老神仙。人临死服五斤,死三年色不变。一名玉牝(初学记作玉桃。寇宗云:今详泉字,乃是浆字,于义方允。浆中有玉,故曰服五斤。去古既远,文字脱误也。采玉为浆,断无疑焉)。

吴普曰:玉泉,一名玉屑。神农、岐伯、雷公:甘;李氏:平。畏冬华,恶青竹(《御览》)。白玉朼如白头公(同上。《事类赋》引云:白玉体如白首翁)。

案:《周礼》:玉府、王斋,则供食玉。郑云:玉,是阳精之纯者,食之以御水气。郑司农云:王斋,当食玉屑。《抱朴子仙药篇》云:玉,可以乌米酒及地榆酒化之为水,亦可以葱浆消之为饴,亦可饵以为丸,亦可烧以为粉。服之,一年以上,入水不沾,入火不灼,刃之不伤,百毒不犯也。不可用已成之器,伤人无益。当得璞玉,乃可用也。得于阗国白玉,尤善。其次,有南阳徐善亭部界界中玉,及日南卢容水中玉,亦佳。

石钟乳

味甘,温。主咳逆上气,明目益精,安五脏,通百节,利九窍,下乳汁。(《御览》引云:一名留公乳。《大观本》作一名公乳。黑字)。生山谷。

《吴普》曰:钟乳,一名虚中。神农:辛;桐君、黄帝、医和:甘;扁鹊:甘,无毒(《御览》引云:李氏,大寒)。生山谷(《御览》引云:太山山谷),阴处岸下,溜汁成(《御览》引作溜汁所成聚),如乳汁,黄白色,空中相通,二月、三月采,阴干(凡《吴普本草》,掌禹锡所引者,不复注,惟注其出《御览》诸书者)。

《名医》曰：一名公乳，一名芦石，一名夏石。生少室及太山，采无时。

案：《范子计然》云：石钟乳，出武都，黄白者，善（凡引《计然》，多出《艺文类聚》、《文选注》、《御览》及《大观本草》）。《列仙传》云：疏，煮石髓而服之，谓之石钟乳，钟，当为潼。说云：乳汁也；钟，假音字。

涅石

味酸，寒。主寒热泄利，白沃阴蚀，恶创，目痛，坚筋骨齿。炼饵⑥服之，轻身、不老、增年。一名羽涅。生山谷。

《吴普》曰：矾石，一名羽涅，一名羽泽，神农、岐伯：酸；扁鹊：咸；雷公：酸，无毒，生河西，或陇西，或武都、石门，采无时；岐伯：久服伤人骨（《御览》）。

《名医》曰：一名羽泽，生河西，及陇西、武都、石门，采无时。

案：《说文》无矾字，《玉篇》云：矾，石也；涅，矾石也。《西山经》云：女床之山，其阴多涅石。郭璞云：即矾石也，楚人名为涅石，秦名为羽涅也，《本草经》亦名曰涅石也，《范子计然》云：矾石出武都。《淮南子·真训》云：以涅染缁。高诱云：旧涅石作矾石，羽涅作羽涅，非。

消石

味苦寒。主五脏积热，胃张闭，涤去蓄结饮食，推陈致新，除邪气。炼之如膏，久服轻身。（《御览》引云：一名芒硝。《大观本》作黑字）。生山谷。

《吴普》曰：硝石，神农：苦；扁鹊：甘（丹出掌禹锡所引，亦见《御览》者，不箸所出）。

《名医》曰：一名芒硝，生益州，及五都、陇西、西羌，采无时。

案：《范子计然》云：硝石，出陇道，据《名医》，一名芒硝，又别出芒硝条，非。《北山经》云：京山，其阴处有元，疑即硝异文。

朴消

味苦寒。主百病,除寒热邪气,逐六府⑦积聚,结固留癖,能化七十二种石。炼饵服之,轻身神仙。生山谷。

《吴普》曰:朴硝石,神农、岐伯、雷公:无毒,生益州,或山阴。入土,千岁不变。炼之不成,不可服(《御览》)。

《名医》曰:一名硝石朴,生益州,有盐水之阳,采无时。

案:《说文》云:朴,木皮也,此盖硝石外裹如玉璞耳。旧作硝,俗字。

滑石

味甘,寒。主身热泄,女子乳难⑧,癃闭。利小便,荡胃中积聚寒热,益精气。久服,轻身、耐饥、长年。生山谷。

《名医》曰:一名液石,一名共石,一名脱石,一名番石,生赭阳,及太山之阴,或掖北,白山山,或卷山。采无时。

案:《范子计然》云:滑石,白滑者,善。《南越志》云:脊(liáo)城县出脊石,即滑石也。

石胆

味酸,寒。主明目,目痛;金创,诸痫痉;女子阴蚀痛,石淋寒热,崩中下血,诸邪毒气,令人有子。炼饵服之,不老,久服,增寿神仙。能化铁为铜,成金银(《御览》引作合成)。一名毕石,生山谷。

《吴普》曰:石胆,神农:酸,小寒;李氏:小寒;桐君:辛,有毒;扁鹊:苦,无毒(《御览》引云:一名黑石,一名铜勒,生羌道或句青山,二月庚子辛丑采)。《名医》曰:一名黑石,一名棋石,一名铜勒,生羌道、羌里、句青山。二月庚子辛丑日采。

案:《范子计然》云:石胆,出陇西羌道。陶弘景云:《仙经》一名立制石,《周礼》疡医:凡疗疡,以五毒攻之;郑云:今医方有五毒之药,作之合黄垫,置石胆、丹沙、雄黄、矾石、磁石其中,烧之三日三夜,其烟上着,以鸡羽扫取之以注创,恶肉破骨则尽出,《图经》曰:故翰林学士杨亿尝笔记直史馆杨,有疡生于颊,人语之,依郑法合烧,药成。

注之疮中,遂愈。信古方攻病之速也。

❀ 空青

味甘,寒。主青盲⑨耳聋。明目,利九窍,通血脉,养精神。久服,轻身、延年、不老。能化铜、铁、铅、锡作金。生山谷。

《吴普》曰:空青,神农、甘。一经:酸。久服,有神仙玉女来时,使人志高(《御览》)。

《名医》曰:生益州及越山有铜处,铜精熏则生空青,其腹中空,三月中旬采,亦无时。

案:《西山经》云:皇人之山,其下多青;郭璞云:空青,曾青之属。《范子计然》云:空青,出巴郡。《司马相如赋》云:丹青。张揖云:青,青䐉也。颜师古云:青䐉,今之丹青也。

❀ 曾青

味酸,小寒。主目痛,止泪,出风痹,利关节,通九窍,破症坚积聚。久服轻身能化金、铜,生山谷。

《名医》曰:生蜀中及越巂。采无时。

案:《管子·揆度篇》云:秦明山之曾青;《荀子》云:南海,则有曾青。杨注:曾青,铜之精。《范子计然》云:曾出宏农豫章,白青,出新涂。青色者,善。《淮南子·地形训》云:青天八百岁,生青曾。高诱云:曾青,青石也。

❀ 禹余粮

味甘,寒。主咳逆,寒热烦满,下赤白(御览赤白上有痢字,见九百八十八),血闭症瘕,大热。炼饵服之,不饥、轻身、延年。生池泽及山岛中。

《名医》曰:一名白余粮,生东海及池泽中。

案:《范子计然》云:禹余粮出河东;《列仙传》云:赤斧,上华山取禹余粮;《博物志》云:世传昔禹治水,弃其所余食于江中,而为药也。按:此出《神农经》,则禹非夏禹之禹,或本名白余粮,《名医》等移其名耳。

太乙余粮

味甘,平。主咳逆上气,症瘕血闭⑪,漏下,余邪气。久服耐寒暑不饥,轻身、飞行千里神仙。一名石脑。生山谷。

《吴普》曰:太一禹余粮,一名禹哀,神农、岐伯、雷公:甘,平;李氏:小寒;扁鹊:甘,无毒。生太山上,有甲;甲中有白,白中有黄,如鸡子黄色,九月采,或无时。

《名医》曰:生太白。九月采。

案:《抱朴子·金丹篇》云:《灵丹经》用丹沙、雄黄、雌黄、石硫黄、曾青、矾石、磁石、戎盐、太一禹余粮,亦用六一泥及神室祭醮合之,三十六日成。

白石英

味甘,微温。主消渴,阴痿⑪不足,咳逆(御览呕逆,见九百八十七),胸膈间久寒,益气,除风湿痹。久服,轻身长年。生山谷。

《吴普》曰:白石英,神农:甘,岐伯、黄帝、雷公、扁鹊:无毒。生太山。形如紫石英,白泽,长者二、三寸,采无时(《御览》引云:久服,通日月光)。

《名医》曰:生华阴及太山。

案:《司马相如赋》有白附。苏林云:白附,白石英也,司马山云:出鲁阳山。

紫石英

味甘温。主心腹咳逆(御览呕逆,见九百八十七),邪气,补不足,女子风寒在子宫,绝孕十年无子。久服温中、轻身延年。生山谷。

《吴普》曰:紫石英,神农、扁鹊味甘,平;李氏大寒;雷公大温;岐伯:甘,无毒,生太山或会稽,采无时,欲令如削,紫色达头如樗蒲者。

又曰:青石英,形如白石英,青端赤后者,是;赤石英,形如白石英,赤端白后者是,赤泽有光,味苦,补心气;黄石英,形如白石英,黄色如金,赤端者,是;黑石英,形如白石英,黑泽有光(《御览》掌禹锡引此节文)。

《名医》曰:生太山,采无时。

青石、赤石、黄石、白石、黑石脂等。味甘,平。主黄胆,泄利,肠癖脓血,阴蚀,下血,赤白,邪气,痈肿,疽痔,恶创,头疡,疥瘙。久服,补髓益气,肥健,不饥,轻身、延年。

青石、赤石、黄石、白石、黑石脂等

味甘平。主黄疸,泄痢肠澼[12],脓血阴蚀,下血赤白,邪气痈肿,疽痔恶疮,头疡疥瘙。久服补髓益气,肥健不饥,轻身延年。五石脂各随五色,补五藏。生山谷中。

《吴普》曰:五色石脂,一名青、赤、黄、白、黑等。青符,神农:甘;雷公:酸,无毒;桐君:辛,无毒;李氏:小寒,生南山,或海涯,采无时。赤符,神农、雷公:甘;黄帝、扁鹊:无毒;李氏:小寒,或生少室,或生太山,色绛,滑如脂。黄符,李氏:小寒;雷公苦,或生嵩山,色如豚脑、雁雏,采无时。白符,一名随髓,岐伯、雷公:酸,无毒;李氏:小寒;桐君:甘,无毒;扁鹊:辛,或生少室天娄山,或太山。黑符,一名石泥,桐君:甘,无毒,生洛西山空地。

《名医》曰:生南山之阳,一本作南阳,又云:黑石脂,一名石涅,一名石墨。

案:《吴普》引神农甘云云,五石脂各有条,后世合为一条也;《范子计然》云:赤石脂,出河东,色赤者,善。《列仙传》云:赤须子,好食石脂。

白青

味甘平。主明目,利九窍,耳聋,心下邪气,令人吐,杀诸毒、三虫。久服通神明,轻身、延年、不老。生山谷。

《吴普》曰:神农:甘,平;雷公:酸,无毒。生豫章,可消而为铜(《御览》)。

《名医》曰:生豫章,采无时。

案:《范子计然》云:白青,出巴郡。

扁青

味甘平。主目痛，明目，折跌，痈肿，金创不疗，破积聚，解毒气（《御览》引作辟毒），利精神。久服，轻身、不老。生山谷。

《吴普》曰：扁青，神农、雷公：小寒，无毒，生蜀郡，治丈夫内绝，令人有子（《御览》引云：治痹脾风痹。久服，轻身）。

《名医》曰：生朱崖、武都、朱提，采无时。

案：《范子计然》云：扁青，出宏农、豫章。

草（上品）

菖蒲

味辛温。主风寒湿痹，咳逆上气，开心孔，补五藏，通九窍，明耳目，出音声。久服轻身，不忘，不迷惑，延年。一名昌阳。（此条依明万历本）。生池泽。

《吴普》曰：菖蒲，一名尧韭（《艺文类聚》引云：一名昌阳）。

《名医》曰：生上洛及蜀郡严道，五月十二日采根，阴干。

案：《说文》云：茚，菖蒲也，益州生。《广雅》云：邛，昌阳，菖蒲也。《周礼》云：菖本。郑云：菖本，菖蒲根，切之四寸为菹。《春秋左传》云：食以菖歜。杜预云：菖歜，菖蒲菹。《吕氏春秋》云：冬至后五旬七日，菖始生。菖者，百草之先，于是始耕。《淮南子·说山训》云：菖羊，去蚤虱而来蛉穷；高诱云：菖羊，菖蒲；《列仙传》云：商邱子胥食菖蒲根，务光服蒲韭根，《离骚·草木疏》云，沈存中云：所谓兰荪，即今菖蒲是也。

鞠华

味苦平。主诸风（诸字依纲目补）头眩肿痛，目欲脱，泪出，皮肤死肌，恶风湿痹。久服利血气，轻身耐老延年。一名节华。生川泽及田野。

《吴普》曰：菊华，一名白华（《初学记》），一名女华，一名女茎。

《名医》曰：一名日精，一名女节，一名女华，一名女茎，一名更生，一名周盈,一名傅延年,一名阴成,生雍州。正月,采根;三月,采叶;五月,采茎;九月,采花;十一月,采实。皆阴干。

郭璞云:今之秋华,菊。则蘜、蘜、蘜,皆秋华,惟今作菊。《说文》以为大菊瞿麦,假音用之也。

人参

味甘微寒。主补五藏,安精神,定魂魄,止惊悸,除邪气,明目,开心益智。久服轻身延年。一名人衔,一名鬼盖。生山谷。

《吴普》曰:人参,一名土精,一名神草,一名黄参,一名血参,一名人微,一名玉精。神农:甘,小寒;桐君、雷公:苦;岐伯、黄帝:甘,无毒;扁鹊:有毒。生邯郸。三月生叶,小兑,核黑,茎有毛,三月、九月采根,根有头、足、手,面目如人(《御》《名医》曰:一名神草,一名人微,一名土精,一名血参,如人形者,有神。生上党及辽东。二月、四月、八月上旬,采根。竹刀刮,曝干,无令见风。

案:《说文》云:参,人参,药草,出上党。《广雅》云:地精,人参也;《范子计然》云:人参,出上党,状类人者,善。刘敬叔《异苑》云:人参,一名土精,生上党者,佳。人形皆具,能作儿啼。

天门冬

味苦平。主诸暴风湿偏痹,强骨髓,杀三虫[13],去伏尸[14]。久服轻身益气延年。一名颠勒。生山谷。

《名医》曰:生奉高山,二月、七月、八月采根,曝干。

案:《说文》云:墙,墙蘼,满冬也;《中山经》云:条谷之山,其草多宜冬;《尔雅》云:墙蘼,满冬;《列仙传》云:赤须子食天门冬;《抱朴子·仙药篇》云:天门冬,或名地门冬,或名筵门冬,或名颠棘,或名淫羊食,或名管松。

甘草

味甘平。主五藏六府寒热邪气,坚筋骨,长肌肉倍力,金疮尰[15]解毒(纲目解金疮肿毒)。久服轻身延年。生川谷。

《名医》曰:一名密甘,一名美草,一名蜜草,一名蕗草。生河西积沙山及上郡。二月、八月除日,采根,曝干,十日成。

案:《说文》云:苷,甘草也;蘦,大苦也;苦,大甘芩也。《广雅》云:美草,甘草也。《毛诗》云:隰有芩。《传》云:芩,大苦。《尔雅》云:蘦,大苦。郭璞云:今甘草,蔓延生;叶似荷,青黄;茎赤黄,有节,节有枝相当。或云蘦似地黄,此作甘,省字。蘦,芩通。

干地黄

味甘寒。主折跌绝筋伤中[16],逐血痹,填骨髓,长肌肉。作汤除寒热积聚,除痹,生者尤良。久服轻身不老。一名地髓。生川泽。

《名医》曰:一名芐,一名芑,生咸阳、黄土地者,佳,二月八日采根,阴干。

案:《说文》云:芐,地黄也。《礼》曰:钘毛牛藿、羊芐、豕薇。《广雅》云:地髓,地黄也。《尔雅》云:芐,地黄。郭璞云:一名地髓,江东呼芐。《列仙传》云:吕尚服地髓。

术

味苦温。主风寒湿痹死肌,痉,疸,止汗除热,消食,作煎饵。久服轻身延年不饥。一名山蓟。生山谷。

《吴普》曰:术,一名山连,一名山芥,一名天苏,一名山姜(《艺文类聚》)。

《名医》曰:一名山姜,一名山连,生郑山、汉中、南郑,二月、三月、八月、九月采根,曝干。

案:《说文》云:术,山蓟也。《广雅》云:山姜,术也。白术,牡丹也。《中山经》云:首山草多术。郭璞云:术,山蓟也。《尔雅》云:术,山蓟;郭璞云:今术似蓟,而生山中。《范子计然》云:术,出三辅,黄白色者,善。《列仙传》云:涓子好饵术。《抱朴子·仙药篇》云:术,一名山蓟,一名山精。故《神药经》曰:必欲长生,长服山精。

菟丝子

味辛平。主续绝伤[17]，补不足，益气力，肥健人(此字依纲目补)。汁去面䵟[18]。久服明目，轻身延年。一名菟芦。生川泽。

《吴普》曰：菟丝，一名玉女，一名松萝，一名鸟萝，一名鸭萝，一名复实，一名赤网，生山谷(《御览》)。

《名医》曰：一名菟缕，一名唐蒙，一名玉女，一名赤网，一名菟累。生朝鲜田野，蔓延草木之上，色黄而细，为赤网，色浅而大，为菟累。九月采实，暴干。

案《说文》云：蒙玉女也；《广雅》云：菟邱，菟丝也，女萝，松萝也；《尔雅》云：唐蒙，女萝。菟丝。又云：蒙，玉女；《毛诗》云：爰采唐矣；《传》云：唐蒙，菜名。又茑与女萝。

《传》云：女萝、菟丝，松萝也。陆玑云：今菟丝蔓连草上生，黄赤如金，今合药，菟丝子是也，非松萝，松萝，自蔓松上，枝正青，与菟丝异。《楚词》云：被薜荔兮带女萝。王逸云：女萝，菟丝也。《淮南子》云：千秋之松，下有茯苓，上有菟丝。高诱注云：茯苓，千岁松脂也。菟丝生其上而无根。旧作菟，非。

牛膝

味苦酸(御览酸作辛，见九百九十二)。主寒湿痿痹，四肢拘挛，膝痛不可屈，逐血气，伤热火烂，堕胎。久服轻身耐老。一名百倍。生川谷。

《吴普》曰：牛膝，神农：甘；一经：酸；黄帝、扁鹊：甘；李氏，温。雷公：酸，无毒。生河内或临邛。叶如夏蓝；茎本赤。二月、八月采(《御览》)。

《名医》曰：生河内及临朐。二月、八月、十月采根，阴干。

案：《广雅》云：牛茎，牛膝也；陶弘景云：其茎有节，似膝，故以为名也。膝，当为膝。

茺蔚子

味辛微温。主明目，益精，除水气。久服轻身。茎主瘾疹痒，可作浴汤。一名益母，一名益明，一名大札。生池泽。

《名医》曰:一名贞蔚,生海滨,五月采。

案:《说文》云:萑,萑也。《广雅》云:益母,充蔚也。《尔雅》云:萑,萑。郭璞云:今茺蔚也。《毛诗》云:中谷有萑。《传》云:萑,雏也。陆玑云:旧说及魏博士济阴周元明,皆云庵闾,是也。《韩诗》及三苍说,悉云益母,故曾子见益母而感。刘歆曰:萑,臭秽。臭秽,即茺蔚也。旧作茺,非。

女萎

味甘平。主中风暴热不能动摇,跌筋结肉[19],诸不足。久服去面黑黚,好颜色,润泽,轻身不老。生山谷。

《吴普》曰:女萎,一名葳蕤,一名玉马,一名地节,一名虫蝉,一名乌萎,一名荧,一名玉竹。神农:苦;一经:甘;桐君、雷公、扁鹊:甘,无毒;黄帝:辛。生太山山谷。

叶青黄相值,如姜。二月、七月采。治中风暴热。久服,轻身(《御览》)。一名左眄。久服,轻身、耐老(同上)。

《名医》曰:一名荧,一名地节,一名玉竹,一名马熏,生太山及邱陵,立春后采,阴干。

案:《尔雅》云:荧,委萎;郭璞云:药草也,叶似竹,大者如箭,竿,有节,叶狭而长,表白裹青,根大如指,长一二尺,可啖;陶宏景云:按本经有女萎,无萎蕤。《别录》有萎蕤,而为用正同,疑女萎即葳蕤也,惟名异耳;陈藏器云:《魏志·樊阿传》:青粘,一名黄芝,一名地节。此即葳蕤。

防葵

味辛寒。主疝瘕肠泄,膀胱热结,溺不下,咳逆温疟,癫痫惊邪狂走。久服坚骨髓,益气轻身。一名黎盖。生川谷。

《吴普》曰:房葵,一名梨盖,一名爵离,一名房苑,一名晨草,一名利如,一名方盖。神农:辛,小寒;桐君、扁鹊:无毒;岐伯、雷公、黄帝:苦,无毒。茎叶如葵,上黑黄。二月生根,根大如桔梗,根中红白。六月,花白,七月、八月,实白,三月三日采根(《御览》)。

《名医》曰:一名房慈,一名爵离,一名农果,一名利茹,一名方盖,生临淄,及嵩高太山少室,三月三日采根,曝干。

案:《博物志》云:防葵,与野狼毒相似。

柴胡

味苦平。主心腹,去肠胃中结气,饮食积聚,寒热邪气,推陈致新。久服,轻身明目益精。一名地薰。

吴普曰:茈葫,一名山菜,一名茹草,神农岐伯雷公苦无毒,生冤句,二月、八月采根(御览)。

名医曰:一名山菜,一名茹草,叶一名芸蒿,辛香可食,生宏农及冤句,二月、八月采根暴干。

案:《博物志》云:芸蒿叶似邪蒿,春秋有白蒻,长四五寸,香美可食,长安及河内并有之;夏小正云:正月采芸,月令云仲春芸始生;吕氏春秋云:菜之美者,华阳之芸,皆即此也,急就篇有芸;颜师古注云:即今芸蒿也,然则是此茈胡叶矣,茈柴前声相转,名医别录,前胡条,非;陶宏景云:本经上品,有茈胡而无此,晚来医乃用之。

麦门冬

味甘平。主心腹结气,伤中伤饱,胃络脉绝,羸瘦短气。久服轻身不老不饥。生川谷及堤阪。

《吴普》曰:一名马韭,一名羺冬,一名忍冬,一名忍陵,一名不死药,一名仆垒,一名随脂(《太平御览》引云:一名羊韭,秦,一名马韭,一名禹韭,韭;越,一名羊齐,一名麦韭,一名禹韭,一名羺韭,一名禹余粮),神农、岐伯:甘,平;黄帝、桐君、雷公:甘,无毒;李氏:甘,小温;扁鹊:无毒。生山谷肥地。叶如韭,肥泽丛生。采无时,实青黄。

《名医》曰:秦,名羊韭;齐,名麦韭;楚,名马韭;越,名羊蓍,一名禹葭,一名禹余粮,叶如韭,冬夏长生,生函谷肥土、石间久废处。二月、三月、八月、十月采,阴干。

案:《说文》云:荵,荵冬草。《中山经》云:青要之山,是多仆累,据《吴普》说,即麦门冬也。忍、荵、垒、累,音同,陶弘景云:实如青珠,根似穬麦,故谓麦门冬。

独活

味苦平(依卢本)。主风寒所击,金疮止痛,贲豚痫痉,女子疝瘕。久服,轻身耐老。一名羌活,一名羌青,一名护羌使者。生川谷。

《吴普》曰:独活,一名胡王使者,神农、黄帝:苦,无毒。八月采。此药有风花不动,无风独摇(《御览》)。

《名医》曰:一名胡王使者,一名独摇者。此草,得风不摇,无风自动。生雍州,或陇西南安。二月、八月采根,曝干。

案:《列仙传》云:山图服羌活、独活,则似二名。护羌、胡王,皆羌字缓声,犹专诸为专设诸,庚公差为痩公之斯,非有义也。

车前子

味甘寒(原有无毒二字,依前后文例删,与卢本合)。主气癃止痛,利水道小便(纲目无此二字,除湿痹)。久服轻身耐老。一名当道。生平泽。

《名医》曰:一名芣苢,一名虾蟆衣,一名牛遗,一名胜舄,生真定邱陵阪道中,五月五日采,阴干。

案:《说文》云:芣,一曰芣苢。一名马舄,其实如李,令人宜子,《周书》所说,《广雅》云:当道,马舄也;《尔雅》云:舄莒马,舄,马舄车前。郭璞云:今车前草,大叶长穗,好生道边,江东呼为虾蟆衣。又藬,牛蘈。孙炎云:车前,一名牛边,《毛诗》云:采采芣苢,《传》云:芣苢,马舄;马舄,车前也。陆玑云:马舄,一名车前,一名当道。

喜在牛迹中生,故曰车前当道也,今药中车前子是也,幽州人谓之牛舌草。

木香

味辛温(此字恢前后文例补,与卢本合)。主邪气,辟毒疫温鬼[20],强志[21],主淋露。久服不梦寤魇寐[22]。生山谷。

《名医》曰:一名蜜香,生永昌。

薯豫

味甘温。主伤中，补虚羸，除寒热邪气，补中益气力，长肌肉。久服耳目聪明，轻身不饥延年。一名山芋。生山谷。

《吴普》曰：薯蓣，一名诸署（《御览》作署豫，作诸署，《艺文类聚》亦作诸）。齐越，名山芋，一名修脆，一名儿草（《御览》引云，秦楚，名玉延，齐越，名山芋；郑赵，名山芋，一名玉延）。神农：甘，小温；桐君、雷公：甘（《御引作苦》），无毒。或生临朐钟山。

始生，赤茎细蔓；五月，华白；七月，实青黄，八月，熟落，根中白，皮黄，类芋（《御览》引云：二月、八月采根。恶甘遂）。

《名医》曰：秦楚名玉延，郑越名土诸。生嵩高，二月、八月采根，曝干。

案：《广雅》云：玉延，薯豫，薯蓣也。《北山经》云：景山草多薯豫。郭璞云：根似羊蹄，可食，今江南单呼为薯，语有轻重耳；《范子计然》云：薯豫，本出三辅，白色者，善；《本草衍义》云：山药，上一字犯宋英庙讳，下一字曰蓣，唐代宗名豫，故改下一字为药。

薏苡仁

味甘微寒。主筋急拘挛，不可屈伸，风湿痹，下气。久服轻身益气。其根下三虫。一名解蠡。生平泽及田野。

《名医》曰：一名屋菼，一名起实，一名赣。生真定。八月采实；采根，无时。

案：《说文》云：薏，薏苢，一曰荚。赣，一曰薏苢。《广雅》云：赣，起实，薏目也。《吴越春秋》：鲧娶于有莘氏之女，名曰女嬉，年壮未孳，嬉于砥山，得薏苡而吞之，意若为人所感，因而妊孕。《后汉书·马援传》：援在交趾，常饵薏苡实，用能轻身省欲，以胜瘴气。

泽泻

味甘寒。主风寒湿痹，乳难消水，养五藏，益气力，肥健。久服耳目聪明，不饥延年轻身，面生光，能行水上。一名水泻，一名芒芋，一名鹄泻。生池泽。

《名医》曰：生汝南，五、六、八月采根，阴干。

案：《说文》云：水写也；《尔雅》云：蕍蕮。郭璞云：今泽泻，又葞，牛脣。郭璞云：《毛诗传》云水写也，如续断，寸寸有节，拔之可复。《毛诗》云：言采其藚。《传》云：藚，水舄也。陆玑云：今泽写也。其叶如车前草大，其味亦相似，徐州广陵人食之。

远志

味苦温。主咳逆伤中，补不足，除邪气，利九窍，益智慧，耳目聪明，不忘，强志倍力。久服轻身不老。叶名小草。一名棘菀，一名葽绕，一名细草。生川谷。

《名医》曰：生太山及冤句。四月采根、叶，阴干。

案：《说文》云：蒬，棘蒬也。《广雅》云：棘菀，远志也。其上谓之小草。《尔雅》云：葽绕，棘蒬。郭璞云：今远志也，似麻黄，赤华，叶锐而黄。

龙胆

味苦涩(邹本涩作寒)。主骨间寒热，惊痫邪气，续绝伤，定五藏，杀蛊毒[20]。久服益智不忘，轻身耐老。一名陵游(此条依明万历本)。游生山谷。

《名医》曰：生齐朐及冤句。二月、八月、十一月、十二月采根，阴干。

细辛

味辛温。主咳逆，头痛脑动，百节拘挛，风湿痹痛，死肌。久服明目，利九窍，轻身长年。一名小辛。生山谷。

《吴普》曰：细辛，一名细草(《御览》引云：一名小辛)。神农、黄帝、雷公、桐君：辛，小温；岐伯：无毒；李氏：小寒。如葵叶，色赤黑，一根一叶相连(《御览》引云：三月、八月采根)。

《名医》曰：生华阴。二月、八月采根，阴干。

案：《广雅》云：细条、少辛，细辛也。《中山经》云：浮戏之山，上多少辛。郭璞云：细辛也。《管子·地员篇》云：小辛，大蒙。《范子计然》云：细辛，出华阴，色白者，善。

石斛

味甘平。主伤中,除痹下气,补五藏,虚劳羸瘦,强阴。久服厚肠胃,轻身延年。一名林兰。生山谷。

《吴普》曰:石斛,神农:甘,平;扁鹊:酸;李氏:寒(《御览》)。

《名医》曰:一名禁生,一名杜兰,一名石蓫。生六安水傍石上。七月、八月采茎,阴干。

案:《范子计然》云:石斛,出六安。

巴戟天

味辛微温。主大风邪气,阴痿不起,强筋骨,安五藏,补中,增志益气。生山谷。

《名医》曰:生巴郡及下邳。二月、八月采根,阴干。

白英

味甘寒。主寒热八疸[24]消渴,补中益气。久服轻身延年。一名谷菜(此条依明万历本)。生山谷。

《名医》曰:一名白草。生益州。春,采叶;夏,采茎;秋,采花;冬,采根。

案:《尔雅》云:苻,鬼目。郭璞云:今江东有鬼目草,茎似葛,叶圆而毛,子如耳也,赤色丛生。《唐本》注白英云:此鬼目草也。

白蒿

味甘平。主五藏邪气,风寒湿痹,补中益气,长毛发令黑,疗心悬,少食常饥。久服轻身,耳目聪明,不老。生川泽。

《名医》曰:生中山,二月采。

案:《说文》云:繁,白蒿也;艾,冰台也。《广雅》云:繁母,蒡葧也。《尔雅》云:艾,冰台。郭璞云:今艾,白蒿。《夏小正》云:二月采繁。《传》云:繁,由胡。由胡者,繁母也。繁母者,旁勃也。《尔雅》云:繁,皤蒿。郭璞云:白蒿。又繁,由胡,郭璞云:未详。《毛诗》云:于以采繁。《传》云:繁,皤蒿也。

又采蘩祁祁。《传》云：蘩，白蒿也；陆玑云：凡艾，白色者，为皤蒿；《楚词》王逸注云：艾，白蒿也。按：皤、白，音义皆相近。艾，是药名，《本草经》无者，即白蒿是也。《名医》别出艾条，非。

赤箭

味辛温。主杀鬼精物，蛊毒恶气[25]。久服益气力，长阴肥健，轻身增年。一名离母，一名鬼督邮。生川谷。

《吴普》曰：换督邮，一名神草，一名阎狗。或生太山，或少室。茎、箭赤，无叶，根如芋子。三月、四月、八月采根，日干。治痈肿（《御览》）。

《名医》曰：生陈仓雍州，及太山少室，三月、四月、八月采根，曝干。

案：《抱朴子》云：按：仙方中，有合离草，一名独摇，一名离母，所以谓之合离、离母者，此草为物，下根如芋魁，有游子十二枚周环之，去大魁数尺，虽相须，而实不相连，但以气相属耳，别说云：今医家见用天麻，即是此赤箭根。

奄闾子

味苦微寒。主五藏瘀血，腹中水气，胪胀留热，风寒湿痹，身体诸痛，久服轻身延年不老。生川谷。

《吴普》曰：奄闾，神农、雷公、桐君、岐伯：苦，小温，无毒；李氏：温，或生上党，叶青浓两相当，七月，花白；九月，实黑；七月、九月、十月采，驴马食，仙去（《御览》）。

《名医》曰：食之，神仙。生雍州，变生上党及道边，十月采根，阴干。

案：《司马相如赋》有奄闾，张揖云：奄闾，蒿也。子可治疾。

析蓂子

味辛微温。主明目，目痛泪出，除痹，补五藏，益精光[26]。久服轻身不老。一名蔑析，一名大戬，一名马辛。生川泽及道旁。

《吴普》曰：析蓂，一名析目，一名荣冥，一名马骍。雷公、神农、扁鹊：辛；李氏：小温，四月采干。二十日，生道旁。得细辛，良。畏干姜、苦参、荠实,神农:无毒。生野田,五月五日采,阴干。治腹胀(《御览》)。

《名医》曰:一名大荠,生咸阳。四月、五月采,曝干。

案:《说文》云:蒫,析蓂,大荠也。《广雅》云:析蓂,马辛也。《尔雅》云:析蓂、大荠。郭璞云:荠,叶细,俗呼之曰老荠。旧作蓂,非。

薯实

味苦平。主益气,充肌肤,明目,聪慧先知[27]。久服不饥,不老,轻身。生山谷。

《吴普》曰:薯实,味苦、酸,平,无毒,主益气,充肌肤,明目、聪慧、先知,久服,不饥、不老、轻身,生少室山谷。八月、九月采实,曝干(《御览》)。

《名医》曰:生少室,八月、九月采实,晒干。

案:《说文》云:薯,蒿属,生千岁,三百茎。《史记·龟策传》云:薯,百茎共一根。

赤芝

味苦平。主胸中结,益心气,补中,增慧智,不忘。久食轻身不老,延年神仙。一名丹芝。

黑芝

味咸平。主癃,利水道,益肾气,通九窍,聪察。久食轻身不老,延年神仙。一名玄芝。生山谷。

青芝

味酸平。主明目,补肝气,安精魂[28],仁恕[29],久食,轻身、不老、延年、神仙。一名龙芝。

白芝

味辛平。主咳逆上气，益肺气，通利口鼻，强志意，勇悍，安魄。久食，轻身、不老、延年、神仙。一名玉芝。

黄芝

味甘平。主心腹五邪③，益脾气，安神忠和③和乐②。久服轻身不老延年、神仙。一名金芝。

紫芝

味甘温。主耳聋，利关节，保神益精，坚筋骨，好颜色。久服，轻身、不老、延年。一名木芝。

生山谷(旧作六种，今并)。

《吴普》曰：紫芝，一名木芝。

《名医》曰：赤芝，生霍山；黑芝，生恒山；青芝，生太山；白芝，生华山；黄芝，生嵩山；紫芝，生高夏地上，色紫，形如桑(《御览》)，六芝，皆无毒，六月、八月采。

案：《说文》云：芝，神草也。《尔雅》云：茵芝。郭璞云：芝，一岁三华，瑞草；《礼记》则云：芝栭。卢植注云：芝，木芝也。《楚词》云：采三秀于山间。王逸云：三秀，谓芝草。《后汉书·华佗传》，有漆叶青面散，注引佗传曰：青面者，一名地节，一名黄芝，主理五脏，益精气，本《字书》无面字，相传音女廉反；《列仙传》云：吕尚服泽芝。《抱朴子·仙药篇》云：赤者，如珊瑚；白者，如截肪，黑者，如泽漆；青者，如翠羽；黄者，如紫金。

而皆光明洞彻，如坚冰也。

卷柏

味辛温。主五藏邪气，女子阴中寒热痛，癥瘕血闭，绝子。久服轻身，和颜色。一名万岁。生山谷石间。

《吴普》曰：卷柏，神农：辛；桐君、雷公：甘(《御览》引云：一名豹足，一名求股，一名万岁,一名神枝、时,生山谷)。

《名医》曰:一名豹足,一名求股,一名交时,生常山,五月、七月采,阴干。

案:《范子计然》云:卷柏,出三辅。

蓝实

味苦寒。主解诸毒,杀蛊蚑疰鬼螫毒[③]。久服头不白,轻身。生平泽。

《名医》曰:其茎叶可以染青,生河内。

案:《说文》云:葴,马蓝也。蓝,染青草也。《尔雅》云:葴,马蓝;郭璞云:今大叶冬蓝也。《周礼》掌染草,郑注云:染草,蓝茜,象头之属。《夏小正》:五月启灌蓝。

《毛诗》云:终朝采蓝。《笺》云:蓝,染草也。

芎䓖

味辛温。主中风入脑,头痛,寒痹,筋挛,缓急,金创,妇人血闭,无子。生川谷。

吴普曰:芎䓖(御览引云一名香果),神农黄帝岐伯雷公辛无毒,扁鹊酸无毒,李氏生温熟寒,或生胡无桃山阴,或太山(御览作或斜谷西岭,或太山),叶香细青黑,文赤如藁本,冬夏丛生,五月华赤,七月实黑,茎端两叶,三月采,根有节,似马衔状。

名医曰:一名胡䓖,一名香果,其叶名蘼芜,生武功斜谷西岭,三月四月,采根暴干。

案说文云:营,营䓖,香草也,芎,司马相如说或从弓;春秋左传云:有山鞠穷乎;杜预云:鞠穷所以御湿;西山经云:号山,其草多芎䓖;郭璞云:芎䓖一名江蓠;范子计然云:芎䓖生始无,祜者善(有脱字);司马相如赋:有芎䓖;司马贞引司马彪云:芎䓖似藁本;郭璞云:今历阳呼为江离。

蘼芜

味辛温。主咳逆,定惊气,辟邪恶,除蛊毒鬼疰[④],去三虫。久服通神。一名薇芜。生川泽。

《吴普》曰：蘼芜，一名芎藭(《御览》)。

《名医》曰：一名茳蓠，芎藭苗也，生雍州及冤句，四月、五月采叶，曝干。

案：《说文》云：蘼，蘼芜也。芜，茳蓠，蘼芜。《尔雅》云：靳芭，蘼芜。郭璞云：香草，叶小如委状。《淮南子》云：似蛇床，《山海经》云：臭如蘼芜。《司马相如赋》有江蓠、蘼芜。司马贞引樊光云：藁本，一名蘼芜，根名勒芷。

黄连

味苦寒。主热气目痛，眦伤泣出，明目，肠澼腹痛下痢，妇人阴中肿痛。久服令人不忘。一名王连。生川谷。

《吴普》曰：黄连，神农、岐伯、黄帝、雷公：苦，无毒；李氏：小寒。或生蜀郡、太山之阳(《御览》)。

《名医》曰：生巫阳及蜀郡、太山，二月、八月采。

案：《广雅》云：王连，黄连也。《范子计然》云：黄连，出蜀郡，黄肥坚者，善。

络石

味苦温。主风热死肌痈伤，口干舌焦，痈肿不消，喉舌肿，水浆不下。久服轻身明目，润泽，好颜色，不老延年。一名石鲮。生川谷。

《吴普》曰：落石，一名鳞石，一名明石，一名县石，一名云华，一名云珠，一名云英，一名云丹，神农：苦，小温；雷公：苦，无毒；扁鹊、桐君：甘，无毒；李氏：小寒。

云药中君。采无时(《御览》)。

《名医》曰：一名石蹉，一名略石，一名明石，一名领石，一名县石，生太山或石山之阴，或高山岩石上，或生人间，正月采。

案：《西山经》云：上申之山多硌石，疑即此。郭璞云：硌，磊硌大石儿，非也；《唐本》注云：俗名耐冬，山南人谓之石血，以其包络石木而生，帮名络石。《别录》谓之石龙藤，以石上生者，良。

蒺藜子

味苦温。主恶血，破症结积聚，喉痹乳难。久服长肌肉，明目轻身。一名旁通，一名屈人，一名止行，一名豺羽，一名升推。(《御览》引云：一名君水香，《大观本》无文)。生平泽，或道旁。

《名医》曰：一名即藜，一名茨，生冯翊。七月、八月采实，曝干。

案：《说文》云：荠，蒺藜也。《诗》曰：墙上有荠，以茨为茅苇，开屋宇。《尔雅》云：墙上有茨。《传》云：茨，蒺藜也，旧本作蒺藜，非。

黄耆

味甘微温。主痈疽，久败疮，排脓止痛，大风癞疾[35]，五痔[36]鼠瘘，补虚，小儿百病。一名戴糁。生山谷。

《名医》曰：一名戴椹，一名独椹，一名芰草，一名蜀脂，一名百本，生蜀郡白水汉中，二月、十月采，阴干。

肉苁蓉

味甘微温。主五劳七伤[37]，补中，除茎中寒热痛，养五藏，强阴益精气，多子，妇人癥瘕。久服轻身。生山谷。

《吴普》曰：肉苁蓉，一名肉松蓉，神农、黄帝：咸；雷公：酸，小温(《御览》作李氏：小温)，生河西(《御览》作东)山阴地，长三、四寸，丛生，或代郡(《御览》下有雁门二字)。二月到八月采(《御览》引云：阴干用之)。

《名医》曰：生河西及代郡雁门，五月五日采，阴干。

案：《吴普》云：一名肉松蓉，当是古本，蓉，即是容字，俗写苁蓉，非正字也。陶弘景云：是野马精落地所生，生时似肉，旧作肉苁蓉，非。

防风

味甘温。主大风头眩痛，恶风风邪，目盲无所见，风行周身，骨节疼痹(《御览》"痹"作"痛"，见九百九十二，与纲目合)烦满。久服轻身。一名铜芸(《御览》作芒)。生川泽。

《吴普》曰：防风，一名回云，一名回草，一名百枝，一名简根，一名百韭，一名百种，神农、黄帝、岐伯、桐君、雷公、扁鹊：甘，无毒，李氏：小寒，或生邯郸上蔡，正月生叶，细圆，青黑黄白；五月花黄；六月实黑。三月、十月采根，晒干，琅邪者，良（《御览》）。

《名医》曰：一名茴草，一名百枝，一名屏风，一名简根，一名百蜚。生沙苑，及邯郸、琅邪、上蔡。二月、十月采根，曝干。

案：《范子计然》云：防风，出三辅。白者，善。

蒲黄

味甘平。主心腹膀胱寒热，利小便，止血消瘀血。久服轻身益气力，延年神仙。生池泽。

《名医》曰：生河东，四月采。

案：《玉篇》云：蓏，谓今蒲头有台，台上有重台，中出黄，即蒲黄。陶弘景云：此即蒲厘花上黄粉也，《仙经》亦用此，考《尔雅》苻离，其上蓏，苻离与蒲厘声相近，疑即此。

香蒲

味甘平。主五藏心下邪气，口中烂臭，坚齿，明目聪耳。久服轻身耐老。一名睢（《御览》云睢蒲）。生池泽。

《吴普》曰：睢，一名睢石，一名香蒲，神农、雷公：甘。生南海，池泽中（《御览》）。

《名医》曰：一名醮，生南海。

案：《说文》云：菩，草也。《玉篇》云：菩，香草也。又音蒲。《本草图经》云：香蒲，蒲黄苗也，春初生嫩叶，未出水时，红白色，茸茸然，《周礼》以为菹。

续断叶

味苦微温。主伤寒，补不足，金疮痈伤（《御览》痈疡，见九百八十九），折跌，续筋骨，妇人乳难。久服益气力。一名龙豆，一名属折。生山谷。

《名医》曰：一名接骨，一名南草，一名槐。生常山。七月、八月采，阴干。

案:《广雅》云:褒,续断也。《范子计然》云:续断,出三辅;《桐君药录》云:续断,生蔓延,叶细,茎如荏大,根本黄白,有汁。七月、八月采根。

漏芦

味苦寒(苦下原有咸字,依前文例删,与卢本合)。主皮肤热,恶疮疽痔,湿痹,下乳汁。久服轻身益气,耳目聪明,不老延年。一名野兰。生山谷。

《名医》曰:生乔山,八月采根,阴干。

案:《广雅》云:飞廉,漏芦也;陶弘景云:俗中取根,名鹿骊。

营实

味酸温。主痈疽恶创,结肉跌筋,败创,热气,阴蚀不疗,利关节。一名墙薇,一名墙麻,一名牛棘。生川谷。

《吴普》曰:蔷薇,一名牛勒,一名牛膝,一名蔷薇,一名山枣(《御览》)。

《名医》曰:一名牛勒,一名蔷蘼,一名山棘,生零陵及蜀郡,八月、九月采,阴干。

案:陶弘景云:即是墙薇子。

天名精

味甘寒。主瘀血,血瘕欲死,下血,止血,利小便。久服轻身耐老。一名麦句姜,一名虾蟆蓝,一名豕首。生川泽。

《名医》曰:一名天门精,一名玉门精,一名彘颅,一名蟾蜍兰,一名觐,生平原。五月采。

案:《说文》云:褒,豕首也;《尔雅》云:茢甄,豕首。郭璞云:今江东呼豨首,可以焰蚕蛹。陶弘景云:此即今人呼为豨莶,《唐本》云:鹿活草是也。《别录》一名天蔓菁,南文呼为地松;掌禹锡云:陈藏器别立地菘条,后人不当仍其谬。

决明子

味咸平。主青盲,目淫®肤赤,白膜®,眼赤痛泪出。久服益精光,轻身。生川泽。

《吴普》曰:决明子,一名草决明,一名羊明(《御览》)。

《名医》曰:生龙门,石决明,生豫章,十月采,阴干百日。

案:《广雅》云:羊,英光也。又决明,羊明也;《尔雅》云:薢茩,英光。

郭璞云:英,明也。叶黄锐,赤花,实如山茱萸。陶弘景云:形似马蹄决明。

丹参

味苦微寒。主心腹邪气,肠鸣幽幽如走水,寒热积聚,破证除瘕,止烦满,益气。一名郄蝉草。生川谷。

《吴普》曰:丹参,一名赤参,一名木羊乳,一名却蝉草。神农、桐君、黄帝、雷公、扁鹊:苦,无毒;李氏:小寒。岐伯:咸。生桐柏,或生太山山陵阴。茎花小方如荏,毛、根赤,四月花紫,五月采根,阴干,治心腹痛(《御览》)。

《名医》曰:一名赤参,一名木羊乳,生桐柏山及太山,五月采根,曝干。

案:《广雅》云:却蝉,丹参也。

茜根

味苦寒。主寒湿,风痹,黄胆,补中。生川谷。

《名医》曰:可以染绛。一名地血,一名茹虑,一名茅搜,一名茜。生乔山。二月、三月采根,阴干。

案:《说文》云:茜,茅搜也。搜,茅搜,茹。人血所生,可以染绛,从草从鬼。《广雅》云:地血,茹藘,茜也。《尔雅》云:茹藘,茅鬼;郭璞云:今茜也,可以染绛。

《毛诗》云:茹藘在阪。《传》云:茹藘,茅搜也。陆玑云:一名地血,齐人谓之茜,徐州人谓之牛蔓。徐广注《史记》云:茜,一名红蓝,其花染缯,赤黄也。按:《名医》别出红蓝条,非。

飞廉

味苦平。主骨节热，胫重酸疼。久服令人身轻(依元大德本)。生川泽。

《名医》曰：一名伏兔，一名飞雉，一名木禾，生河内，正月采根；七月、八月采花。阴干。

案：《广雅》云：伏猪，木禾也。飞廉，漏芦也。陶弘景云：今既别有漏芦，则非。此别名耳。

五味子

味酸温。主益气，咳逆上气，劳伤羸瘦，补不足，强阴，益男子精。生山谷。

《吴普》曰：五味子，一名元及(《御览》)。

《名医》曰：一名会及，一名元及。生齐山及代郡，八月采实，阴干。

案：《说文》云：莱，荎猪也。荎，荎猪草也，猪，荎猪也。《广雅》云：会及，五味也。

《尔雅》云：莱，荎猪。郭璞云：五味也。蔓生子，丛在茎头。《抱朴子·仙药篇》云：五味者，五行之精，其子有五味。移门子服五味子十六年，色如玉女，入水不沾，入火不灼也。

旋花

味甘温。主益气，去面皯黑色，媚好[40]。其根味辛，主腹中寒热邪气，利小便。久服不饥轻身。一名筋根花，一名金沸。生平泽。

《名医》曰：生豫州，五月采，阴干。

案：陶弘景云：东人呼为山姜，南人呼为美草；《本草衍义》云：世又谓之鼓子花。

兰草

味辛平。主利水道，杀蛊毒，辟不祥。久服益气轻身不老，通神明。一名水香。生池泽。

《名医》曰:生大吴,四月、五月采。

案:《说文》云:兰,香草也;《广雅》云:简,兰也;易:其臭如兰。郑云:兰,香草也。《夏小正》:五月蓄兰。《毛诗》云:方秉简兮。《传》云:简,兰也。陆玑云:简,即兰,香草也,其茎、叶似药草泽兰。《范子计然》云:大兰,出汉中三辅;兰,出河东宏农,白者善。元杨齐贤注李白诗引《本草》云:兰草、泽兰,二物同名。兰草,一名水香,云都梁是也。《水经》:零陵郡,都梁县西小山上,有淳水,其中悉生兰草,绿叶紫茎;泽兰,如薄荷,微香,荆湘岭南人家多种之,与兰大抵相类。颜师古以兰草为泽兰,非也。

蛇床子

味苦平。主妇人阴中肿痛,男子阴痿湿痒,除痹气,利关节,癫痫恶疮。久服轻身。一名蛇米。生川谷及田野。

《吴普》曰:蛇床,一名蛇珠(《御览》)。

《名医》曰:一名蛇粟,一名虺床,一名思盐,一名绳毒,一名枣棘,一名墙蘼,生临淄。五月采实,阴干。

案:《广雅》云,蛇粟,马床,蛇床也;《尔雅》云:盱虺床。《淮南子·汜论训》云:乱人者,若蛇床之与蘼芜。

地肤子

味苦寒。主膀胱热,利小便,补中益精气。久服耳目聪明,轻身耐老。一名地葵。生平泽及田野。

《名医》曰:一名地麦,生荆州,八月、十月采实,阴干。

案:《广雅》云:地葵,地肤也;《列仙传》云:文宾服地肤;郑樵云:地肤曰落帚,亦曰地扫;《尔雅》云:荓,马帚,即此也;今人亦用为帚。

景天

味苦平。主大热火疮,身热烦,邪恶气。花主女人漏下赤白,轻身明目。一名戒火,一名慎火。生川谷。

名医曰:一名火母,一名救火,一名据火,生太山,四月四日,七月七日采,阴干。

案:陶弘景云:今人皆盆养之于屋上,云以辟火。

茵陈

味苦平。主风湿寒热,邪气热结黄疸。久服轻身益气耐老。生邱陵阪岸上。

《吴普》曰:因尘,神农、岐伯、雷公:苦,无毒;黄帝:辛,无毒。生田中,叶如蓝,十一月采(《御览》)。

《名医》曰:白兔食之,仙。生太山。五月及立秋采,阴干。

案:《广雅》云:因尘,马先也;陶弘景云:《仙经》云:白蒿,白兔食之仙,而今茵陈乃云此,恐非耳。陈藏器云:茵陈,经冬不死,因旧苗而生,故名茵陈,后加蒿字也。据此,知旧作茵陈蒿,非;又按:《广雅》云:马先,疑即马新蒿,亦白蒿之类。

杜若

味辛微温。主胸胁下逆气,温中,风入脑户,头肿痛,多涕泪出。久服益精明目轻身。一名杜蘅(蜀本草云杜若子如豆蔻)。生川泽。

《名医》曰:一名杜连,一名白连,一名白苓,一名若芝,生武陵及冤句,二月、八月采根,曝干。

案:《说文》云:若,杜若,香草;《广雅》云:楚蘅,杜蘅也;《西山经》云:于帝之上有草焉,其状如葵,其臭如蘪芜,名曰杜蘅。《尔雅》云:杜,土卤。郭璞云:杜蘅也,似葵而香。《楚词》云:采芳州兮杜若。《范子计然》云:杜若,生南郡汉中。又云:秦蘅,出于陇西天水。沈括《补笔谈》云:杜若,即今之高良姜。后人不识,又别出高良姜条,按:《经》云:一名杜蘅,是《名医》别出杜蘅条,非也。蘅,正字,俗加草。

沙参

味苦微寒。主血积惊气,除寒热,补中益肺气。久服利人。一名知母。生川谷。

《吴普》曰:白沙参,一名苦心,一名识美,一名虎须,一名白参,一名志取,一名文虎。神农、黄帝、扁鹊:无毒;岐伯:咸;李氏:小寒。生河内川谷,或般阳渎山,三月生,如葵,叶青,实白如芥,根大白如芜菁,三月采(《御览》)。

《名医》曰:一名苦心,一名志取,一名虎须,一名白参,一名识美,一名文希,生河内及冤句、般阳续山,二月、八月采根,曝干。

案:《广雅》云:苦心,沙参也,其蒿,青蘘也。《范子计然》云:白沙参,出洛阳,白者善。

白兔藿

味苦平。主蛇虺,蜂虿,猘狗,菜、肉、蛊毒,注。一名白葛。生山谷。

《吴普》曰:白兔藿,一名白葛谷(《御览》)。

《名医》曰:生交州。

案:陶弘景云:都不闻有识之者,都富似葛耳,《唐本》注云:此草荆襄山谷大有,俗谓之白葛。

徐长卿

味辛温。主鬼物百精益毒,疫疾邪恶气,温疟。久服强悍轻身。一名鬼督邮。生山谷。

《吴普》曰:徐长卿,一名石下长卿,神农、雷公:辛。或生陇西。三月采(《御览》)。

《名医》曰:生太山及陇西,三月采。

案:《广雅》云:徐长卿,鬼督邮也;陶弘景云:鬼督邮之名甚多,今俗用徐长卿者,其根正如细辛,小短扁扁尔,气亦相似。

石龙刍

味苦微寒。主心腹邪气,小便不利,淋闭风湿,鬼疰恶毒。久服补虚羸,轻身,耳目聪明,延年。一名龙须,一名草续断,一名龙珠。生山谷。

《吴普》曰:龙刍,一名龙多,一名龙须,一名续断,一名龙本,一名草毒,一名龙华,一名悬莞,神农、李氏:小寒;雷公、黄帝:苦,无毒;扁鹊:辛,无毒,生梁州。七月七日采(《御览》此条,误附续断)。

《名医》曰:一名龙华,一名悬莞,一名草毒,生梁州湿地,五月、七月采茎，曝干。须也，似莞而细。生山石穴中。茎列垂，可以为席。《别录》云：一名之宾。郑樵云：《尔雅》所谓鼠莞也。旧作ú，非。

薇衔

味苦平。主风湿痹、历节痛，惊痫、吐舌，悸气，贼风，鼠瘘，痈肿。一名糜衔。生川泽。

《吴普》曰：薇，一名糜痹，一名无颠，一名承膏，一名丑，一名无心（《御览》）。《名医》曰：一名承膏，一名承肌，一名无心，一名无颠。生汉中及冤句、邯郸，七月采茎、叶，阴干。

云实

味辛温。主泄痢肠澼，杀虫蛊毒，去邪恶结气，止痛，除寒热。花主见鬼精物。多食令人狂走。久服轻身，通神明。生川谷。

《吴普》曰：云实，一名员实，一名天豆。神农：辛，小温；黄帝：咸；雷公：苦。叶如麻，两两相值，高四、五尺，大茎空中，六月花，八月、九月实，十月采（《御览》）。

《名医》曰：一名员实，一名云英，一名天豆，生河间。十月采，曝干。

案：《广雅》云：天豆，云实也。

王不留行

味苦平（平字依前后例补，与卢本合）。主金疮，止血逐痛，出刺，除风痹内寒。久服轻身耐老增寿。生山谷。

《吴普》曰：王不留行，一名王不流行。神农：苦，平；岐伯、雷公：甘。三月、八月采（《御览》）。

案：郑樵云：王不留行，曰禁宫花，曰剪金花，叶似花，实作房。

升麻

味甘辛（《大观本》作甘，平）。主解百毒，杀百老物殃鬼，辟温疾、障邪毒蛊。久服，不夭（《大观本》作：主解百毒，杀百精老物殃鬼，辟瘟疫瘴气、邪气虫毒。此用《御览》

文)。一名周升麻(《大观本》作周麻)。生山谷。

《吴普》曰:升麻;神农:甘(《御览》)。

《名医》曰:生益州,二月、八月采根,晒干。

案:《广雅》云:周麻,升麻也(此据《御览》)。

青蘘

味甘寒。主五脏邪气,风寒湿痹,益气,补脑髓,坚筋骨。久服,耳目聪明、不饥、不老、增寿。巨胜苗也。生川谷。

《吴普》曰:青蘘,一名梦神;神农:苦;雷公:甘(《御览》)。

《名医》曰:生中原。

案:《抱朴子·仙药篇》云:《孝经·援神契》曰:巨胜、延年,又云:巨胜,一名胡麻,饵服之,不老、耐风湿、补衰老也。

姑活

味甘温。主大风邪气,湿痹寒痛。久服轻身益寿耐老。一名冬葵子(依明万历本)。

《名医》曰:生河东。

案:《水经注》解县引《神农本草》云:地有固活、女疏、铜芸、紫苑之族也。陶弘景云:方药亦无用此者,乃有固活丸,即是野葛一名。此又名冬葵子,非葵菜之冬葵子,疗体乖异。

别羁

味苦微温。主风寒湿痹,身重,四肢疼酸,寒历节痛(依元大德本)。生川谷。

《名医》曰:一名别枝,一名别骑,一名鳖羁。生蓝田。二月、八月采。

案:陶弘景云:方家时有用处,今俗亦绝耳。

淮木

味苦平。主久咳上气,伤中虚羸,女子阴蚀,漏下赤白沃。一名百岁城中木。生山谷。

《吴普》曰：淮木，神农、雷公：无毒，生晋平阳河东平泽。治久咳上气，伤中羸虚，补中益气（《御览》）。

《名医》曰：一名炭木，生太山，采无时。

案：李当之云：是樟树上寄生树，大衔枝在肌肉，今人皆以胡桃皮当之，非也；桐君云：生上洛，是木皮，状如浓朴，色似桂白，其理一纵一横，今市人皆削乃以浓朴，而无正纵横理，不知此复是何物，莫测真假，何者为是也。

上草，上品七十三种，旧七十二种，考门芝当一升，升麻当白字；米谷部误入青襄；《唐本草》六种，姑活、屈草、淮木，皆当入此。

木（上品）

牡桂

味辛温。主上气咳逆，结气喉痹吐吸[41]，利关节，补中益气。久服通神，轻身不老。生山谷。

《名医》曰：生南海。

案：《说文》云：桂，江南木，百药之长，梫桂也。《南山经》云：招摇之山多桂；郭璞云：桂，叶似枇杷，长二尺余，广数寸，味辛，白花，丛生山峰，冬夏常青，间无杂木。

《尔雅》云：梫，木桂。郭璞云：今人呼桂皮浓者，为木桂，及单名桂者，是也。一名肉桂，一名桂枝，一名桂心。

菌桂

味辛温。主百病，养精神，和颜色，为诸药先聘通使[42]。久服轻身不老，面生光华，媚好，常如童子。生山谷。

《名医》曰：生交址桂林岩崖间，无骨，正圆如竹，立秋采。

案：《楚词》云：杂申椒与菌桂兮；王逸云：荼、桂，皆香木。《列仙传》云：范蠡好服桂。

松脂

味苦温。主痈疽恶疮(痈字依纲目补)，头疡白秃，疥瘙风气，安五藏，除热。久服轻身不老延年。一名松膏，一名松肪。生山谷。

《名医》曰：生太山。六月采。

案：《说文》云：松木也，或作枀。《范子计然》云：松脂，出陇西，松胶者，善。

槐实

味苦寒。主五内[43]邪气热，止涎唾，补绝伤，五痔火疮，妇人乳瘕，子藏[44]急痛。生平泽。

《名医》曰：生河南。

案：《说文》云：槐木也；《尔雅》云：櫰，槐，大叶而黑。郭璞云：槐树叶大色黑者，名为櫰。又守宫槐叶，昼聂宵炕。郭璞云：槐叶，昼日聂合，而夜炕布者，名为守宫槐。

枸杞

味苦寒。主五内邪气，热中消渴，周痹。久服坚筋骨，轻身不老。一名杞根，一名地骨，一名枸忌，一名地辅。生平泽。

《吴普》曰：枸杞，一名枸己，一名羊乳(《御览》)。

《名医》曰：一名羊乳，一名却暑，一名仙人杖，一名西王母杖。生常山及诸邱陵阪岸。冬采根，春、夏采叶，秋采茎、实，阴干。

案：《说文》云：继，枸杞也。杞，枸杞也。《广雅》云：地筋，枸杞也。《尔雅》云：杞，枸。郭璞云：今枸杞也。《毛诗》云：集子苞杞。《传》云：杞，枸也。陆玑云：苦杞秋熟，正赤，服之，轻身、益气。《列仙传》云：陆通食橐卢木实；《抱朴子·仙药篇》云：象紫，一名托卢是也，或名仙人杖，或云西王母杖，或名天门精，或名却老，或名地骨，或名枸杞也。

柏实

味甘平。主惊悸,安五藏,益气,除风湿痹。久服令人润泽美色,耳目聪明,不饥不老,轻身延年(此条依明万历本)。生山谷。

《名医》曰:生太山,柏叶尤良,田四时各依方面采,阴干。

案:《说文》云:柏,鞠也;《广雅》云:栝,柏也;《尔雅》云:柏,椈熟。郭璞云《礼记》曰:鬯日以椈。《范子计然》云:柏脂,出三辅。上,升价七千;中,三千一斗。

茯苓

味甘平。主胸胁逆气,忧恚惊邪恐悸,心下结痛,寒热烦满咳逆,口焦舌干,利小便。久服安魂养神,不饥延年。一名茯菟。生山谷。

《吴普》曰:茯苓通神,桐君:甘;雷公、扁鹊:甘,无毒。或生茂州大松根下,入地三丈一尺。二月七日采(《御览》)。

《名医》曰:其有抱根者,名茯神,生太山大松下,二月、八月采,阴干。

案:《广雅》云:茯神,茯苓也;《范子计然》云:茯苓,出嵩高三辅。《列仙传》云:昌容采茯苓,饵而食之;《史记》褚先生云:《传》曰:下有伏灵,上有菟丝,所谓伏灵者,在菟丝之下,状似飞鸟之形,伏灵者,千岁松根也,食之不死,《淮南子·说林训》云:茯苓掘,菟丝死。旧作茯,非。

榆皮

味甘平。主大小便不通,利水道,除邪气。久服轻身不饥。其实尤良。一名零榆。生山谷。

《名医》曰:生颍川,三月采皮,取白,曝干;八月采实。

案:《说文》云:榆,白枌,榆也。《广雅》云:柘榆,梗榆也。《尔雅》云:榆,白枌。郭璞云:枌榆,先生叶,却着荚,皮色白。又枢荎,郭璞云:今云刺榆。《毛诗》云:东门之枌;《传》云:枌,白榆也。又山有,《传》云:枢,荎也。陆玑云:其针刺如柘,其叶如榆,渝为茹,美滑如白榆之类,有十种,叶皆相似,皮及木理异矣。

酸枣

味酸平。主心腹寒热,邪结气聚,四肢酸疼,湿痹。久服安五藏,轻身延年。生川泽。

《名医》曰:生河东,八月采实,阴干,四十日成。

案:《说文》云:樲,酸枣也。《尔雅》云:樲,酸枣。郭璞云:味小实酢。孟子云:养其樲棘。赵岐云:樲棘,小棘,所谓酸枣是也。

蘖木

味苦寒。主五脏、肠胃中结热,黄胆,肠痔,止泄利,女子漏下赤白,阴阳蚀创,一名檀桓。生山谷。

《名医》曰:生汉中及永昌。

案:《说文》云:檗,黄木也,蘖木也。《司马相如赋》有蘖。张揖云:檗木,可染者,颜师古云:蘖,黄薛也。

干漆

味辛温(原有无毒二字,依前后文例删,与卢本合)。主绝伤,补中续筋骨,填髓脑,安五藏,五缓六急㊺,风寒湿痹。生漆去长虫㊻。久服轻身耐老。生川谷。

《名医》曰:生汉中,夏至后采,干之。

案:《说文》云:桼,木汁,可以物。象形。如水滴而下,以漆为漆水字。《周礼》载师云:漆林之征。郑元云:故书漆林为桼林。杜子春云:当为漆林。

五加皮

味辛温。主心腹疝气,腹痛,益气疗,小儿不能行,疽创阴蚀。一名豺漆。

《名医》曰:一名豺节,生汉中及冤句。五月、十月采茎,十月采根,阴干。

案:《大观本草》引东华真人《煮石经》云:舜常登苍梧山。曰:厥金玉之香草,朕用偃息正道,此乃五加皮。鲁定公母单服五加酒,以致不死。

❀ 蔓荆实

味苦微寒。主筋骨间寒热,湿痹拘挛,明目坚齿,利九窍,去白虫[47]。久服轻身耐老。小荆实亦等。生山谷。

《名医》曰:生河间、南阳、冤句,或平寿都乡高岸上,及田野中。八月、九月采实,阴干。

案:《广雅》云:牡荆,蔓荆也;《广志》云:楚荆也。牡荆,蔓荆也。据牡、曼,声相近,故《本经》于蔓荆,不载所出州土,以其见牡荆也。今或别为二条,非。

❀ 辛夷

味辛温。主五藏身体寒热,风头脑痛,面皯。久服下气轻身,明目增年耐老。一名辛矧,一名侯桃,一名房木(依元大德本)。生川谷。

《名医》曰:九月采实,曝干。

案:《汉书·杨雄赋》云:列新雉于林薄。师古云:新雉,即辛夷耳,为树甚大,其木枝叶皆芳,一名新矧。《史记·司马相如传》:杂以流夷。注《汉书音义》曰:流夷,新夷也。陶弘景云:小时气辛香,即《离骚》所呼辛夷者。陈藏笔器云:初发如笔,北人呼为木笔,其花最早,南人呼为迎春。按唐人名为玉蕊,又曰玉兰。

❀ 桑上寄生

味苦平。主腰痛,小儿背强,痈肿,安胎,充肌肤,坚发齿,长须眉。其实明目轻身,通神。一名寄屑,一名寓木,一名宛童(依元大德本)。生川谷。

《名医》曰:一名蔦。生宏农桑树上。三月三日,采茎,阴干。

案:《说文》云:蔦,寄生也。《诗》曰:蔦与女萝,或作樢。《广雅》云:宛童,寄生樢也。又寄屏,寄生也。《中山经》云:龙山上多寓木。郭璞云:寄生也。《尔雅》云:寓木宛童。郭璞云:寄生树,一名蔦。《毛诗》云:蔦与女萝。《传》云:蔦,寄生山也;陆玑云:蔦,一名寄生,叶似当卢,子如覆盆子,赤黑甜美。

杜仲

味辛平。主腰脊痛,补中益精气,坚筋骨,强志,除阴下痒湿,小便余沥。久服轻身耐老。一名思仙。生山谷。

《吴普》曰:杜仲,一名木绵,一名思仲(《御览》)。

《名医》曰:一名思肿,一名木绵。生上虞及上党、汉中,二月、五月、六月、九月采皮。

案:《广雅》云:杜仲,曼榆也。《博物志》云:杜仲,皮中有丝,折之则见。

女贞实

味苦平。主补中,安五藏,养精神,除百疾。久服肥健,轻身不老。生山谷。

《名医》曰:生武陵,立冬采。

案:《说文》云:桢,刚木也。《东山经》云:太山上多桢木。郭璞云:女桢也,叶冬不凋。《毛诗》云:南山有杞。陆玑云:木杞,其树如樗(陈藏器作栗),一名狗骨,理白滑,其子为木虻子,可合药,《司马相如赋》有女贞。师古曰:女贞树,冬夏常青,未尝凋落,若有节操,故以名为焉。陈藏器云:冬青也。

木兰

味苦寒。主身大热在皮肤中,去面热、赤、酒,恶风疾,阴下痒湿。明耳目。一名林兰。生川谷。

《名医》曰:一名杜兰,皮似桂而香。生零陵及太山。十二月采皮,阴干。

案:《广雅》云:木栏,桂栏也。刘逵注《蜀都赋》云:木兰,大树也,叶似长生,冬夏荣,常以冬花。其实如小柿,甘美。南人以为梅,其皮可食。颜师古注《汉书》云:皮似椒而香,可作面膏药。

❧ 蕤核

味甘温。主心腹邪(纲目有热字)结气，明目，目赤痛伤，泪出。久服轻身，益气不饥。生川谷。

《吴普》曰：蕤核，一名瘣。神农、雷公：甘，平，无毒。生池泽。八月采。补中，强志，明目，久服不饥(《御览》)。

《名医》曰：生函谷及巴西。

案：《说文》云：桵，白桵，棫。《尔雅》云：棫，白桵。郭璞云：桵，小木，丛生有刺，实如耳珰，紫赤可啖。《一切经音义》云：本草作蕤，今桵核是也。

❧ 橘柚

味辛温。主胸中瘕热逆气，利水谷。久服去臭下气，通神。一名橘皮。证类本草入果部，注云自水部今移。寇宗云：橘柚自是两种，故曰一名橘皮，是元无柚也，岂有两等之物而治疗无一字别者。生川谷(旧在果部，非)。

《名医》曰：生南山、江南。十月采。

案：《说文》云：橘果，出江南，柚条也，似橙而酢。《尔雅》云：柚条。郭璞云：似橙实酢，生江南。禹贡云：厥包，橘柚。伪孔云：大曰橘，小曰柚。《列子·汤问篇》云：吴楚之国有木焉，其名为柚，碧树而冬生，实丹而味酸，食其皮汁，已愤厥之疾。《司马相如赋》有橘柚，张揖曰：柚，即橙也，似橘而大，味酢皮浓。

上木，上品二十种，旧一十九种。考果部，橘柚当入此。

人（上品）

❧ 发髲

味苦温。主五癃，关格不通，利小便水道，疗小儿痫、大人痉，仍自还神化。

案：《说文》云：发根也，髭鬓也，或作髯。《毛诗》云：不屑，髢也，《笺》

云：髺髮也。《仪礼》云：主妇被锡，注云被锡，读为髲髢，古者或剔贱者、刑者之发，以被妇人之，为饰，因名髲髢焉。李当之云：是童男发。据汉人说：发髲，当是剃荆人发，或童男发。《本经》不忍取人发用之，故用剃余也。方家至用天灵盖害及枯骨，卒不能治病。古人所无矣。

上人，一种，旧同。

兽（上品）

龙骨

味甘平。主心腹鬼注，精物老魁，咳逆，泄利脓血，女子漏下症瘕坚结，小儿热气惊痫。齿：主小儿、大人惊痫瘨疾狂走，心下结气，不能喘息，诸痉，杀精物。久服，轻身、通神明、延年。生山谷。

《吴普》曰：龙骨，生晋地山谷阴大水所过处，是龙死骨也。青白者，善。十二月采，或无时。龙骨，畏干漆、蜀椒、理石。龙齿，神农、李氏：大寒，治惊痫，久服，轻身（《御览》、《大观本》节文）。

《名医》曰：生晋地及太山、岩水岸上穴中死龙处，采无时。

案：《范子计然》云：龙骨，生河东。

麝香

味辛温。主辟恶气，杀鬼精物，温疟，蛊毒，痫痉，去三虫。久服除邪，不梦寤厌寐。生川谷。

《名医》曰：生中台及益州、雍州山中，春分取之。生者益良。

案：《说文》云：麝，如小麋，脐有香，黑色獐也（《御览》引多三字）。《尔雅》云：麝父麕足。郭璞云：脚似麕，有香。

牛黄

味苦平。主惊痫，寒热热盛狂痉，除邪逐鬼。生平泽。

《吴普》曰：牛黄，味苦，无毒。牛出入呻（《御览》作鸣吼）者，有之。夜有光

（《御览》作夜视有光），走（《御览》有牛字）角中；牛死，入胆中，如鸡子黄（《后汉书》延笃传注）。

《名医》曰：生晋地。于牛得之，即阴干百日，使时躁，无令见日月光。

熊脂

味甘微寒。主风痹不仁，筋急，五脏腹中积聚，寒热羸瘦，头疡白秃，面皯疱。久服，强志、不饥、轻身。生山谷。

《名医》曰：生雍州，十一月取。

案：《说文》云：熊兽似豕，山居，冬蛰。

白胶

味甘平。主伤中劳绝，腰痛，羸瘦，补中益气，女人血闭无子，止痛、安胎。久服，轻身、延年。一名鹿角胶。

《名医》曰：生云中，煮鹿角作之。

案：《说文》云：胶，昵也，作之以皮。《考工记》云：鹿胶青白，牛胶火赤。郑云：皆谓煮，用其皮，或用角。

阿胶

味甘平。主心腹内崩[18]，劳极，洒洒如疟状，腰腹痛，四肢酸疼，女子下血，安胎。久服，轻身、益气，一名傅致胶。

《名医》曰：生平东郡，煮牛皮作之。出东阿。

案：二胶，《本经》不着所出，疑《本经》但作胶，《名医》增白字、阿字，分为二条。上兽，上品六种。旧同。

禽（上品）

丹雄鸡

味甘微温。主女人崩中，漏下赤白沃，补虚温中，止血通神，杀毒辟不祥。依元大德本。头：主杀鬼，东门上者尤良。依明万历本。肪：主耳聋。肠：主遗溺。肶胵里黄皮[49]：主泄利并依元大德本。尿白：主消渴，伤寒寒热。黑雌鸡：主风寒湿痹，五缓六急，安胎。依明万历本。翮羽[50]：主下血闭。鸡子[51]：主除热火疮，痫痉，可作虎魄神物[52]。鸡白蠹[53]：肥脂。此二条依元大德本。生平泽。

《吴普》曰：丹鸡卵，可作琥珀（《御览》）。

《名医》曰：生朝鲜。

案：《说文》云：鸡，知时畜也。籀文作鸡。肪，肥也。肠，大小肠也。脆鸟胵；胵鸟胃也。

工蓸，粪也。羽茎也。翮羽，鸟长毛也。此作肶，省文。尿即蓸字古文，从，亦蓸假音字也。

雁肪

味甘平。主风挛拘急偏枯，气不通利。久服益气不饥，轻身耐老。一名鹜肪。生池泽。

《吴普》曰：雁肪，神农、岐伯、雷公：甘，无毒（《御览》有鹜肪二字，当作一名鹜肪）。杀诸石药毒（《御览》引云：采无时）。

《名医》曰：生江南，取无时。

案：《说文》云：雁，鹅也。鹜，舒凫也。《广雅》云：鹅，仓雁也。凫鹜，鸭也。《尔雅》云：舒雁，鹅。郭璞云：《礼记》曰：出如舒雁，今江东呼。又舒凫，鹜。郭璞云：鸭也。《方言》云：雁自关而东，谓之鹅；南楚之外，谓之鹅，或谓之仓。据《说文》云：别有雁，以为鸿雁字，鸭字，鸭，即雁之急音，此雁肪，即鹅、鸭脂也。当作雁字。

《名医》不晓，别出鹜肪条，又出白鸭、鹅条，反疑此为鸿雁，何其谬也。陶、苏皆乱说之。

上禽,上品二种,旧同。

虫鱼(上品)

◎ 石蜜

味甘平。主心腹邪气,诸惊痉痫,安五脏,诸不足,益气补中,止痛解毒,除众病,和百药。久服,强志、轻身、不饥、不老。一名石饴。生山谷。

《吴普》曰:石蜜,神农、雷公:甘,气平。生河源或河梁(《御览》又一引云:生武都山谷)。

《名医》曰:生武都河源及诸山石中。色白如膏者,良。

案:《说文》云:蜜蜂。甘饴也。一曰螟子,或作蜜。《中山经》云:平逢之山多沙石,实惟蜂蜜之庐。郭璞云:蜜,赤蜂名。《西京杂记》云:南越王献高帝石蜜五斛。《玉篇》云:蝇蟲,甘饴也。苏恭云:当去石字。

◎ 蜂子

味甘平。主风头,除蛊毒,补虚羸伤中。久服,令人光泽、好颜色,不老,大黄蜂子:主心腹复满痛,轻身益气。土蜂子:主痈肿。一名蜚零。生山谷。

《名医》曰:生武都。

案:《说文》云:蜂,飞虫螯人者。古文省作蠭。《广雅》云:蟒,蜂也。又土蜂,蟺也。《尔雅》云:土蜂,郭璞云:今江南大蜂。在地中作房者,为土蜂;啖其子,即马蜂,今荆巴间呼为蟺。又木蜂,郭璞云:似土蜂而小,在树上作房,江东亦呼为木蜂,又食其子。《礼记·檀弓》云:范,则冠。郑云:范,蜂也。《方言》云:蜂,燕赵之间,谓之蠓螉,其小者,谓之蟺,或谓之蚴蜕;其大而蜜,谓之壶蜂。郭璞云:今黑蜂,穿竹木作孔,亦有蜜者,或呼笛师。按:蜂,名为范者,声相近,若《司马相如赋》以泛为枫。《左传》:即汛汛也。

蜜蜡

味甘微温。主下利脓血,补中,续绝伤金创。益气、不饥、耐老。生山谷。

《名医》曰:生武都蜜房木石间。

案:《西京杂记》云:南越王献高帝蜜蜡二百枚。《玉篇》云:蜡,蜜滓。陶弘景云:白蜡生于蜜中,故谓蜜蜡。《说文》无蜡字。张有云:腊,别蜡,非。旧作蜡,今据改。

牡蛎

味咸平。主伤寒寒热,温疟洒洒,惊恚怒气,除拘缓鼠,女子带下赤白。久服,强骨节、杀邪气、延年。一名蛎蛤。生池泽。

《名医》曰:一名牡蛤。生东海。采无时。

案:《说文》云:蚝,蚌属,似螊,微大,出海中,今民食之。读苦赖。又云:蠇属,有三,皆生于海。蛤蛎,千岁雀所化,秦谓之牡蛎。

龟甲

味咸平。主漏下赤白,破症瘕、疟,五痔、阴蚀,湿痹,四肢重弱,小儿囟不合。久服,轻身、不饥。一名神屋。生池泽。

《名医》曰:生南海及湖水中。采无时。

案:《广雅》云:介,龟也。高诱注《淮南》云:龟壳,龟甲也。

桑螵蛸

味咸平。主伤中,疝瘕,阴痿,益精生子,女子血闭腰痛,通五淋[54],利小便水道。一名蚀疣。生桑枝上。采,蒸之。

《吴普》曰:桑蛸条,一名(今本脱此二字)蚀疣,一名害焦,一名致。神农:咸,无毒(《御览》)。

《名医》曰:螳螂子也。二月、三月采,火炙。

案:《说文》云:蜱,蜱蛸也。或作蜱蛸。虫蛸,螳螂子。《广雅》云:蟭,乌涕，冒焦，螵蛸也。《尔雅》云：不过蟷蠰，其子蜱蛸。郭璞云：一名焦，蟷蠰卵也。《范子计然》云：螵蛸，出三辅，上价三百。旧作蠰，声相近，字之误也。《玉篇》云：蜱，同螵。

海蛤

味苦平。主咳逆上气，喘息烦满，胸痛寒热。一名魁蛤。

《吴普》曰：海蛤，神农：甘；岐伯：甘；扁鹊：咸。大节头有文，文如磨齿，采无时。

《名医》曰：生南海。

案：《说文》云：蛤，蜃属。海蛤者，百岁燕所化；魁蛤，一名复累，老服翼所化。《尔雅》云：魁陆。郭璞云：《本草》云：魁，状如海蛤，圆而浓朴，有理纵横，即今之蚶也。《周礼》鳖人供蠃。郑司农云：蠃，蛤也。杜子春云：蠃蜯也。《周书》王会云：东越海蛤。孔晁云：蛤，文蛤。按：《名医》别出海蛤条，云一名魁陆，一名活东，非。

文蛤

主恶疮蚀（御览主除阴蚀，见九百四十二）五痔。

《名医》曰：生东海，表有文，采无时。

蠡鱼

味甘寒。主湿痹，面目浮肿，下大水。一名鲖鱼。生池泽。

案：《说文》云：鲦，鲖也。鲦，鲖也。读若裤枇。《广雅》云：鳢，鳊鲦也。

《尔雅》云：鳢。郭璞注：鲖也。《毛诗》云：鲂鳢。《传》云：鳢鲖也。据《说文》云：鳢，鳠也，与鲦不同。而毛苌、郭璞以鲖释鳢，与许不合。然《初学记》引此亦作鳢，盖二字音同，以致讹舛，不可得祥。《广雅》又作鳊，亦音之。又《广志》云：豚鱼，一名鲖（《御览》），更异解也。

又陆玑云：鳢即鲍鱼也。似鳢，狭厚，今京东人犹呼鳢鱼，又《本草衍义》曰：蠡鱼，今人谓之黑鲤鱼，道家以为头有星为厌。据此诸说，若作鲤字，《说文》所云鲖。

《广志》以为江豚，《本草衍义》以为黑鲤鱼；若作鳢字，《说文》以为鲖。《广雅》以为鳗鲡，陆玑以为鲍鱼，说各不同，难以详究。

☙ 鲤鱼

味苦寒。主目热赤痛，青盲明目。久服强悍，益志气。生池泽。

《名医》曰：生九江，采无时。

案：《说文》云：鲤，鳣也；鳣，鲤也。《尔雅》云：鲤鳣。舍人云：鲤，一名鳣。郭璞注鲤云：今赤鲤鱼。注鳣云：大鱼似鲟。《毛诗》云：鳣鲔发发。《传》云：鳣，鲤也。据此，知郭璞别为二，非矣。《古今注》云：兖州人呼赤鲤为赤骥，谓青鲤为青马，黑鲤为元驹，白鲤为白骐，黄鲤为黄雉。

上虫、鱼。上品一十种，旧同。

果（上品）

☙ 藕实茎

味甘平。主补中养神，益气力，除百疾。久服轻身耐老，不饥延年。一名水芝丹。生池泽。

《名医》曰：一名莲。生汝南。八月采。

案：《说文》云：藕，夫渠根；莲，夫渠之实也；茄，夫渠茎。《尔雅》云：荷，芙渠。郭璞云：别名芙蓉，江东呼荷；又其茎茄；其实莲。郭璞云：莲，谓房也，又其根，藕。

☙ 大枣

味甘平。主心腹邪气，安中养脾，助十二经[55]，平胃气，通九窍，补少气少津液，身中不足，大惊四肢重，和百药[56]。久服轻身长年。叶覆麻黄，能令出汗。生平泽。

《吴普》曰：枣主调中，益脾气，令人好颜色，美志气（《大观本草》引《吴氏本草》）。

《名医》曰：一名干枣，一名美枣，一名良枣。八月采，曝干。生河东。

案：《说文》云：枣，羊枣也。《尔雅》云：遵羊枣。郭璞云：实小而圆，紫黑色，今俗呼之为羊矢枣。又洗大枣。郭璞云：今河东猗氏县出大枣也，如鸡卵。

葡萄

味甘平。主筋骨湿痹，益气倍力，强志，令人肥健耐饥，忍风寒。久食轻身不老延年。可作酒。生山谷。

《名医》曰：生陇西五原敦煌。

案：《史纪·大宛列传》云：大宛左右，以葡萄为酒，汉使取其实来，于是天子始种苜蓿、葡萄，肥饶也，或疑《本经》不合有葡萄，《名医》所增，当为黑字。

然《周礼》场人云：树之查蔗，珍异之物。郑玄云：珍异，葡萄、枇杷之属，则古中国本有此，大宛种类殊常，故汉特取来植之。旧作葡，据《史记》作蒲。

蓬蘽

味酸平。主安五藏，益精气，长阴令坚邹本坚作人，强志倍力，有子。久服轻身不老。一名覆盆。生平泽。

《吴普》曰：蕻盆，一名决盆（《御览》）。《甄氏本草》曰：复盆子，一名马瘘，一名陆荆（同上）。

《名医》曰：一名陵蘽，一名阴药。生荆山及冤句。

案：《说文》云：蘽，木也，茥，蕻盆也。《广雅》云：蕻盆，陆英，莓也。《尔雅》云：茥蕻盆。郭璞云：复盆也，实似莓而小，亦可食。《毛诗》云：葛苗苗之。陆玑云：一名巨瓜，似燕藨，亦连蔓，叶似艾，白色，其子赤，可食。《列仙传》云：昌容食蓬蘽根。李当之云：即是人所食莓。陶弘景云：蓬蘽，是根名；复盆，是实名。

鸡头实

味甘平。主湿痹腰脊膝痛，补中除暴疾，益精气，强志，令耳目聪明。

久服轻身不饥,耐老神仙。一名雁喙实。生池泽。

《名医》曰:一名芡,生雷泽。八月采。

案:《说文》云:芡,鸡头也。《广雅》云:芡,鸡头也。《周礼》笾人:加笾之实,芡。郑元云:芡,鸡头也。《方言》云:芡,鸡头也,北燕谓之;青徐淮泗之间谓之芡;南楚江湘之间谓之鸡头,或谓之雁头,或谓之乌头。《淮南子·说山训》云:鸡头,已瘘。高诱云:水中芡,幽州谓之雁头。《古今注》云:叶似荷而大,叶上蹙绉如沸,实有芒刺,其中有米,可以度饥,即今茑子也。

上果,上品五种。旧六种,今以橘、柚入木。

米谷(上品)

✿ 胡麻

味甘平。主伤中虚羸,补五内御览五藏,见九百八十九,益气力,长肌肉,填髓脑。久服轻身不老。一名巨胜。叶名青蘘。青蘘:味甘寒。主五藏邪气,风寒湿痹,益气补脑髓,坚筋骨。久服耳目聪明,不饥不老增寿。巨胜苗也(本经目录,有胡麻无青蘘。考经文通例,无有以一物而分为二种者,此文上云叶名青蘘,下云巨胜苗也,明本是一条矣。其析为二,盖自陶氏别录始,而唐本草复合之,注云青蘘本经在草部上品中,既堪陕。今从胡麻条下)。生川泽。

《吴普》曰:胡麻,一名方金。神农、雷公:甘,无毒。一名狗虱,立秋采。

《名医》曰:一名狗虱,一名方茎,一名鸿藏。生上党。

案:《广雅》云:狗虱,巨胜,藤弘,胡麻也。《孝经·援神契》云:钜胜延年。宋均云:世以钜胜为苟杞子。陶弘景云:本生大宛,故曰胡麻。按:《本经》已有此,陶说非也。且与麻贲并列,胡之言大,或以叶大于麻,故名之。

✿ 麻贲

味辛平。主五劳七伤,利五藏,下血寒气。多食令见鬼狂走[57]。久服通神明,轻身。一名麻勃。麻子:味甘平。主补中益气。久服肥健不老神仙久服二字依纲目补。生川谷。

《吴普》曰：麻子中仁，神农、岐伯：辛；雷公、扁鹊：无毒。不欲牡蛎、白薇。先藏地中者，食，杀人。麻蓝，一名麻贲，一名青欲，一名青葛。神农：辛；岐伯：有毒；雷公：甘。畏牡蛎、白薇。叶上有毒，食之杀人。麻勃，一名花。雷公：辛，无毒。畏牡蛎（《御览》）。

《名医》曰：麻勃，此麻花上勃勃者。七月七日采，良。子，九月采。生太山。

案：《说文》云：麻与秫同，人所治在屋下，枲麻也，葩枲实也，或作萉，麻母也。芓也，以贲为杂香草。《尔雅》云：枲实，枲麻。孙炎云：筊，麻子也。郭璞云：别二名。又芓，麻母，郭璞云：苴，麻盛子者。《周礼》笾朝事之笾，其实麷。郑云：麷枲实也。郑司农云：麻实曰麷。《淮南子·齐俗训》云：胡人见筊，不知其可以为布。高诱云：麷，麻实也。据此则弘景以为牡麻无实，非也。《唐本》以为麻实，是。

上米、谷，上品二种。旧三种。今以青蘘入草。

菜（上品）

❧ 冬葵子

味甘寒。主五藏六府寒热羸瘦，五癃[⑧]，利小便。久服坚骨长肌肉，轻身延年。《名医》曰：生少室山。十二月采之。

《名医》曰：生少室山。十二月采之。

案：《说文》云：昇，古文终，葵菜也。《广雅》云：蕤，葵也。考昇与终形相近，当即《尔雅》蕤葵。《尔雅》云：蕤葵，繁露。郭璞云：承露也，大茎小叶，花紫黄色。《本草图经》云：吴人呼为繁露，俗呼胡燕支，子可妇人涂面及作口脂。按：《名医》别有落葵条，一名繁露，亦非也。陶弘景以为终冬至春作子，谓之冬葵，不经甚矣。

❧ 苋实

味甘寒。主青盲明目，除邪，利大小便，去寒热。久服益气力，不饥，轻身。一名马苋。

《名医》曰：一名莫实。生淮阳及田中，叶如蓝。十一月采。

案：《说文》云：苋，苋菜也。《尔雅》云：蒉，赤苋。郭璞云：今苋叶之赤茎者。李当之云：苋实，当是今白苋。《唐本注》云：赤苋，一名苋，今名莫实，字误。

瓜蒂

味苦寒。主大水身面四肢浮肿，下水，杀蛊毒，咳逆上气，及食诸果，病在胸腹中，皆吐下之。生平泽。

《名医》曰：生嵩高。七月七日采，阴干。

案：《说文》云：瓜，（瓜瓜）也，象形；蒂，瓜当也。《广雅》云：水芝，瓜也。陶弘景云：甜瓜蒂也。

瓜子

味甘平。主令人悦泽[59]，好颜色，益气不饥。久服轻身耐老。一名水芝。生平泽。

《吴普》曰：瓜子，一名瓣。七月七日采，可作面脂（《御览》）。

《名医》曰：一名白瓜子。生嵩高。冬瓜仁也，八月采。案：《说文》云：瓣，瓜中实。《广雅》云：冬瓜也，其子谓之瓝。陶弘景云：白，当为甘，旧有白字。据《名医》云：列中白瓜子，则本名当无。

苦菜

味苦寒。主五藏邪气，厌谷胃痹。久服安心益气，聪察少卧，轻身耐老。一名荼草，一名选。生川谷。

《名医》曰：一名游冬。生益州山陵道旁，凌冬不死。三月三日采，阴干。

案：《说文》云：荼，苦菜也。《广雅》云：游冬，苦菜也。《尔雅》云：荼，苦菜，又槚，苦荼。郭璞云：树小如栀子，冬生叶，可煮作羹，今呼早采者为荼，晚取者为茗，一名荈，蜀人名之苦菜。陶弘景云：此即是今茗，茗，一名荼，又令人不眠，亦凌冬不凋而兼其止。生益州。《唐本》注驳之，非矣。选与荈，音相近。

📖 **注 释**

①五藏:藏,古用法用"脏"。五藏,即心、肝、脾、肺、肾五脏。

②精魅邪恶鬼:古人认为导致谵语、妄见等精神失常症状的病原。

③神明:泛指人的精神状态和思维功能。

④邪气:即不正之气。

⑤子精:指精液。

⑥饵:泛指食物。

⑦六府:府,古用法同"腑"。六府,即胆、胃、大肠、小肠、膀胱、三焦六腑。

⑧乳难:乳汁不通。

⑨青盲:眼外观无病,但视物不见。

⑩血闭:经血闭止。

⑪阴痿:阴,指阴茎。阴痿,即阳痿。

⑫肠澼:古称痢疾。

⑬三虫:指蛔虫、赤虫、蛲虫。

⑭伏尸:潜伏在人体内的慢性传染病,似为结核病,即痨瘵。

⑮𤴯:同肿。

⑯伤中:脏腑之气受伤。

⑰绝伤:筋骨、肌肉等受到损伤。

⑱面皯:面上生的黑色斑点。

⑲跌筋结肉:谓筋肉萎缩而不柔和。

⑳毒疫温鬼:古人认为导致各种流行性、传染性疾病的病原。

㉑强志:谓增强精神。

㉒梦寤魇寐:谓睡不安神,有常作恶梦,突然惊醒等证。

㉓蛊毒:寄生虫性疾病,有腹胀便血等症状。亦指导致这种疾病的虫毒。

㉔八疸:即黄疸风、黄疸、谷疸、酒疸、女劳疸、胞疸、黑疸、湿疸。

㉕恶气:即秽浊之气。

㉖精光:谓目光清晰明亮。

㉗先知：谓头脑聪明，理解能力强。

㉘精魂：古人认为人的精神能够离开人体而存在，这种精神叫做魂。精魂即此意。

㉙仁恕：谓心气平和宽厚。

㉚心腹五邪：指五脏的病邪。

㉛忠和：谓性情忠厚平和。

㉜和乐：谓性情平和，精神快乐。

㉝蛊蛀痋鬼螫毒：指寄生虫性、慢性传染性和螫咬毒性病原。蛀，即水蛭。痋，有灌注和久住的意义，主要指痨瘵。

㉞鬼痋：慢性传染病，即痨瘵。

㉟大风癞疾：疠风，癞病。即麻风病。一说癞疾是指一种皮肤病，症状初起水泡作痒成疮，破流脓水，奇痒彻骨或出血。

㊱五痔：即牝痔、牡痔、肠痔、脉痔、血痔。

㊲五劳七伤：五劳，即五脏劳伤，指心劳、肝劳、脾劳、肺劳、肾劳五种虚劳病证。一指"久视伤血，久卧伤气，久坐伤肉，久立伤骨，久行伤筋"所谓"五劳所伤"的五种劳伤病因。七伤，指脾伤、肝伤、肾伤、肺伤、心伤、形伤、志伤，即所谓大饱伤脾，大怒伤肝，用力过度、久坐湿处伤肾，形寒饮冷伤肺，忧思伤心，风雨寒暑伤形，恐惧伤志。一指男子肾气亏损的七个症状，即所谓阴寒、阴痿、里急、精漏、精少、精清、尿数"七伤"。

㊳目淫：指眼的分泌物增多。

㊴白膜：指眼球上生有白色翳膜。

㊵媚好：谓颜色美好。

㊶吐吸：谓吸气困难。

㊷先聘通使：指起先导作用的药物。

㊸五内：指五脏。

㊹子藏：指子宫。

㊺五缓六急：五缓，即五劳。六急，即六极。见"五劳六极"。

㊻长虫：蛔虫。

㊼白虫：寸白虫，即绦虫。

㊽心腹内崩：指内脏出血。

㊾肶胵里黄皮：即鸡肫皮，处方为鸡内金。

㊿翮羽：鸡翅上的硬毛。

(51)鸡子:即鸡蛋。

(52)虎魄神物:虎魄,即琥珀,因其能镇惊安神,故称神物。

(53)鸡白蠹:所指不详。

(54)五淋:五种淋证的总称,即劳淋、热淋、石淋、血淋、气淋。

(55)十二经:手足三阴三阳经的合称。三阳即太阳、阳明、少阳,三阴即太阴、少阴、厥阴。手足各六经,合为十二经。

(56)和百药:调和诸药。

(57)见鬼狂走:谓精神失常,有妄见、发狂、乱跑等现象。

(58)五癃:津液运行的五道癃闭,即汗、溺、唾、泪、髓五道不通。

(59)悦泽:谓肌肤润泽好看。

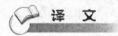

译文

玉石(上品)

⊙丹沙

味甘,性微寒。主治人体心、肝、脾、肺、肾五脏的多种疾病,具有调养精神、安定魂魄、益气明目、解除谵妄等精神失常症状的作用。久服可使人神智清明、延缓衰老。丹砂能化为汞。

⊙云母

味甘,性平。主治肌肤麻木感觉迟钝、外感中风恶寒发热、头晕目眩如坐车船,具有祛除邪气、安宁五脏、增益精液、明目的作用。久服可使人身轻体捷、延年益寿。云母又叫云珠、云华、云英、云液、云砂、磷石。

⊙玉泉

味甘,性平。主治五脏的多种疾病,具有柔筋强骨、安魂定魄、生肌长肉、益气的作用。久服可使人耐寒暑、不饥渴、延缓衰老、神气清爽。在人临死时服五斤,可使死尸三年不朽。玉泉又叫玉牝。

⊙石钟乳

味甘,性温。主治咳嗽气喘,具有明目益精、安宁五脏、舒通周身关节、通利九窍(包括头面七窍及前后二阴窍)、通下乳汁的作用。

⊙涅石

味酸,性寒。主治寒热泄痢、妇女白带证及阴蚀疮、顽恶性疮、目痛,有坚骨强齿的作用。炼作丸饵服之,可使人身体轻捷、延缓衰老、增年益寿。

⊙消石

味苦,性寒。主治五脏积热、胃脘胀满、大便闭结不通,有涤除蓄结的饮食邪气、推陈致新的作用。炼作膏剂久服,可使人身体轻捷。

⊙朴消

味苦,性寒。能治疗多种疾病,逐除寒热邪气,以及胆、胃、大肠、小肠、膀胱、三焦六腑积聚的有形之物,有磨坚化石的作用。炼作丸饵服之,可使人身体轻捷、神气清爽。

⊙滑石

味苦,性寒。主治身热泄痢、肠澼、女子乳窍不通、小便癃闭,具有通利小便、荡除胃中饮食积聚以致发作寒热的作用,能增益精气,久服可使人身体轻捷、耐受饥饿、长寿延年。

⊙石胆

味酸,性寒。有明目的功效,主治目痛、金刃疮伤、痫、痉、女子阴蚀疮痛、石淋、发热恶寒、崩中下血,可祛除邪毒之气,使人有生殖能力。炼制丸饵服用,可延缓衰老。久服益寿延年。石胆能化铁为铜、合成金银,又叫毕石。

⊙空青

味甘,性寒。主治视物不见的青盲、耳聋,具有明目、通利九窍、舒通血脉、调养精神的作用。久服可使人身体轻捷、延长年寿、延缓衰老。空青能化铜铁铅锡作金。

⊙曾青

味酸，性小寒。主治目痛，能止泪出，治疗风痹，可利关节，并有通利九窍、破除内脏肿块瘕瘕、积聚的作用。久服可使人身体轻捷、延缓衰老。曾青能化解金铜。

⊙禹余粮

味甘，性寒。主治咳嗽气逆、发作寒热、心胸烦满、赤白下痢、经血闭止、瘕瘕高热。炼作丸饵服之，可使人不觉饥饿、身体轻捷、延年益寿。

⊙太乙余粮

味甘，性平。主治咳嗽气喘、瘕瘕邪气、经血闭止及漏下。久服可使人耐寒暑、不饥饿、身体轻捷、健步如飞、神气清爽。太乙余粮又叫石脑。

⊙白石英

味甘，性微温。主治消渴、阳痿不举、咳嗽气逆、胸膈间久寒，有益气的作用，并能逐除风湿痹痛。久服可使人身体轻捷、长寿延年。

⊙紫石英

味甘，性温。主治心腹间邪气咳逆，能祛邪补虚，对女子血海空虚、宫寒不孕有功效。久服可温中，使人身体轻捷、延年益寿。

⊙青石、赤石、黄石、白石、黑石脂等

味甘，性平。主治黄疸、泄痢、肠澼、大便下脓血、阴蚀疮、赤白带下、邪气痈肿、疽、痔、顽恶性疮、头部疮疡、疥疮瘙痒。久服可补髓益气，使人肥健不饥、身体轻捷、延年益寿。五色石脂各随其色而发挥补益五脏的作用，即青石入肝、赤石入心、黄石入脾、白石入肺、黑石入肾。

⊙白青

味甘，性平。主要有明目、通利九窍、治疗耳聋、祛除心下胃脘邪气、催吐、解毒、杀虫的功效。久服使人神智清明、身体轻快、延年不老。

⊙扁青

味甘,性平。主治目痛,可明目,对折跌伤痛、痈肿、金疮不愈之证有治疗作用,并能破除积聚、解毒祛邪、调养精神。久服使人身轻体捷、年轻不老。

草(上品)

⊙菖蒲

味辛,性温。主治风寒湿痹、咳嗽气喘,具有开窍醒神、补益五脏、通利九窍、明目聪耳、出声发音的作用。久服可使人身体轻捷、记事不忘、不受迷惑、延年益寿。菖蒲又叫昌阳。

⊙鞠华

味苦,性平。主治各种风病、头晕目眩、头目肿痛、目胀欲脱、眼泪流出、肌肤麻木不知痛痒、风湿痹痛、恶风等证。久服可调利血气,使人身体轻捷、延缓衰老、延年益寿。菊花又叫节华。

⊙人参

味甘,性微寒。主要功效是补益五脏,使精神得安、魂魄得定、惊悸得止,并有祛邪、明目、开心窍、益智慧的作用。久服可使人身体轻捷、延年益寿。人参又叫人衔、鬼盖。

⊙天门冬

味苦,性平。主治暴感风湿所致的各种偏痹,具有强骨益髓、杀灭蛔、赤、蛲三虫,祛除潜伏性慢性传染病的作用。久服可使人身体轻捷、益气延年。天门冬又叫颠勒。

⊙甘草

味甘,性平。主治五脏六腑感受邪气所致的寒热等证,具有强筋坚骨、长肌肉、益气力、消肿解毒以治疗金刃疮的作用。久服可使人身体轻捷、延年益寿。

⊙干地黄
味甘,性寒。主治折跌伤筋、脏腑之气受伤,有逐除血痹、填益骨髓、生长肌肉的作用。煎汤服,能破除寒热积聚及各种痹痛,尤以生地黄的疗效为佳。久服可使人身体轻捷、延缓衰老。干地黄又叫地髓。

⊙术
味苦,性温。主治风寒湿痹、肌肤麻木、痉急强直及黄疸等证,有止汗、除热、消食的作用,宜煎服。久服可使人身体轻捷、延年益寿、耐受饥饿。术又叫山蓟。

⊙菟丝子
味辛,性平。主要作用是接损绝伤,能补其不足、益其气力,使人肥健。汁能消去面上的黑点。久服可明目,使人身体轻捷、延年益寿。菟丝子又叫菟芦。

⊙牛膝
味苦、酸。主治寒湿痹痛、痿弱、四肢拘挛、膝痛屈伸不利,有疏通血气,治疗汤火伤皮肤溃烂、堕胎的作用。久服可使人身体轻捷、延缓衰老。牛膝又叫百倍。

⊙茺蔚子
味辛,性微温。主要作用为明目、益精、逐除水气。久服可使人身体轻捷。茎主治瘾疹风痒,可作浴汤。茺蔚子又叫益母、益明、大札。

⊙女萎
味甘,性平。主治暴感风邪发热、身体不能动摇、筋不柔和、肌肉萎缩、津液不足。久服可消去面上的黑点,令人颜色美好、肌肤润泽、身体轻捷、延缓衰老。

⊙防葵

味辛,性寒。主治少腹气痛或有成形物的疝瘕、肠泄、膀胱热结所致小便不通、咳嗽气逆、温疟、神志异常的癫痫惊邪狂走。久服有坚益骨髓、益气、使人身轻体捷的作用。防葵又叫黎盖。

⊙柴胡

味苦,性平。主治心腹肠胃中邪气结聚、饮食积聚伴恶寒发热,有推陈致新之效。久服可健身、明目、益精。柴胡又叫地薰。

⊙麦门冬

味甘,性平。主治心腹间有邪气结聚、脏腑之气受伤、饱食伤胃、胃络脉绝、身体瘦弱、短气。久服可使人身轻体捷、延缓衰老、耐受饥饿。

⊙独活

味苦,性平。主治人体感受风寒及金刃疮伤疼痛、气从少腹上冲心下的贲豚证、痫证、痉证、女子少腹气痛的疝瘕证。久服可使人身体轻捷、延缓衰老。独活又叫羌活、羌青、护羌使者。

⊙车前子

味甘,性寒。主治膀胱气闭、小便不通的气癃证,有通水道、利小便的作用,并能除湿痹而止痛。久服可使人身体轻捷、延缓衰老。车前子又叫当道。

⊙木香

味辛,性温。主要作用是辟除邪气及毒疫所致的急性传染病,治疗小便淋漓不止,有振强精神的作用。久服可使人睡眠安神。

⊙薯蓣

味甘,性温。主治脏腑之气受伤、虚弱少气,并能祛除寒热邪气,具有温补中阳、益气力、长肌肉的作用。久服可使人耳目聪明、身体轻捷、不觉饥饿、延年益寿。薯蓣又叫山芋。

⊙薏苡仁

味甘,性微寒。主治筋急、拘挛不利、不可屈伸、风湿痹痛,有引湿气下行的作用。久服可使人身体轻捷,有益气之效。根能下蛔、赤、蛲三虫。薏苡仁又叫解蠹。

⊙泽泻

味甘,性寒。主治风寒湿痹、乳窍不通,能消除水湿之气,调养心、肝、脾、肺、肾五脏,增益气力,使人肥健。久服可令人耳目聪明、不觉饥饿、增年益寿、身体轻捷、面有光泽、不为水湿之气所害。泽泻又叫水泻、芒芋、鹄泻。

⊙远志

味苦,性温。主治咳嗽气逆、脏腑之气受伤,能内补不足、外除邪气、通利九窍、增益智慧,使人耳目聪明、记事不忘、振奋精神、助益气力。久服可令人身体轻捷、延缓衰老。其叶叫做小草。远志又名棘菀、葽绕、细草。

⊙龙胆

味苦涩。主治病邪深入骨间的发热恶寒、惊痫,有接续损伤的作用,能使五脏安定,并能杀蛊毒、治疗腹胀便血等症状。久服可益智,使人记事不忘、身体轻捷、延缓衰老。龙胆又叫陵游。

⊙细辛

味辛,性温。主治咳嗽气逆、头痛脑晕、周身关节拘挛不利、风湿痹痛、肌肤麻木。久服可明目、通利九窍,使人身体轻捷、延长寿命。细辛又叫小辛。

⊙石斛

味甘,性平。主要作用是调理中气、逐除痹痛、使胸膈之气得下,对五脏虚弱劳伤、身体瘦弱及阴精不足之证有疗效。久服可使人肠胃健旺、身体轻捷、延年益寿。石斛又叫林兰。

⊙巴戟天

味辛,性微温。主治大风邪气伤人、阳痿不举,有强筋健骨、安定五脏、补中益气、增强精神的作用。

⊙白英

味甘,性寒。主治恶寒发热、多种黄疸、消渴,有补中益气之效。久服可使人身轻体健、延年益寿。白英又叫谷菜。

⊙白蒿

味甘,性平。主治邪气侵伤五脏、风寒湿痹,有补中益气的作用,并可使人长毛发或使毛发变黑,治疗心悸不安、饮食少而常感饥饿。久服可使人身体轻捷、耳目聪明、延年不老。

⊙赤箭

味辛,性温。主治谵妄等精神失常症状,由寄生虫引起腹胀便血的蛊毒,能辟除移浊邪恶之气。久服可增益气力,使人肥健、身体轻捷、增年益寿。赤箭又叫离母、鬼督邮。

⊙奄茴子

味苦,性微寒。主治瘀血停滞于五脏、腹中水气停聚导致腹胀满、发热久留不去、风寒湿痹及身体各部位疼痛。久服可使人身轻体捷、延年不老。

⊙析蓂子

味辛,性微温。主治目痛泪出,有益精明目、使目光敏锐的作用,能除痹痛,调补五脏。久服可使人身轻体捷、延年不老、神气清爽。析蓂子又叫蔑菥、大戟、马辛。

⊙蓍实

味苦,性平。主要作用为益气、充实肌肤、明目、增益智慧、令人理解力强。久服可使人耐受饥饿、延缓衰老、身轻体捷。

⊙赤芝

味苦,性平。主治胸中气闷不舒,有补益心气、增长智慧、令人记事不忘的作用。久食可使人身体轻捷、延年不老、神气清爽。赤芝又叫丹芝。

⊙黑芝

味咸,性平。主治癃闭小便不通,有通利水道、补益肾气、开通九窍、使人目明耳聪的作用。久食可使人身体轻捷、延年不老、神气清爽。黑芝又叫玄芝。

⊙青芝

味酸,性平。有明目、补益肝气、使人精神安宁、心平气和的作用。久食可令人身体轻捷、延年不老、神气清爽。青芝又叫龙芝。

⊙白芝

味辛,性平。主治咳嗽、气喘,可增益肺气、使人口鼻通畅、精神强旺、勇猛骠悍、神魄安定。久食可令人身体轻捷、延年不老、神气清爽。白芝又叫玉芝。

⊙黄芝

味甘,性平。主治心腹五脏受邪为病,有补益脾气、使人精神安乐和平的作用。久食可令人身体轻捷、延年不老、神气清爽。黄芝又叫金芝。

⊙紫芝

味甘,性温。主治耳聋,有舒利关节、安神益精、强筋坚骨、使人颜色美好的作用。久服可令人身体轻捷、延年不老。紫芝又叫木芝。

⊙卷柏

味辛,性温。主治邪气侵袭五脏,女子阴中疼痛、发热恶寒、腹内气血郁结所致癥瘕、闭经、不孕。久服可使人身体轻捷、和颜悦色。卷柏又叫万岁。

⊙蓝实

味苦,性寒。有多种解毒的作用,能杀蛊毒、灭蛭虫、除鬼疰邪、解蝎螫虫咬之毒。久服可使人头发不白、身体轻捷。

⊙芎䓖

味辛,性温。主治风头痛、寒痹、筋脉挛急弛缓、金刃疮伤、妇女经闭不孕。

⊙蘼芜

味辛,性温。主治咳嗽气逆、易受惊悸气,并能辟邪除恶,治疗蛊毒、鬼疰传染性疾病,灭去蛔、赤、蛲三虫。久服可使人神智清明。蘼芜又叫薇芜。

⊙黄连

味苦,性寒。主治热灼目痛、目眦受伤流泪,有明目之效,并能治疗腹痛下痢、肠澼、妇人阴中肿痛。久服可使人记忆力增强、记事不忘。黄连又叫王连。

⊙络石

味苦,性温。主治风热灼伤肌肉、痈肿不消、口干舌焦、喉舌肿胀、水浆不下。久服可明目,使人身体轻捷、肌肤润泽、颜色美好、延年不老。络石又叫石鲮。

⊙蒺藜子

味苦,性温。主治喉痹肿痛、乳汁不通,能除瘀恶之血、破证结积聚。久服可长肌肉、明目,使人身体轻捷。蒺藜子又叫旁通、屈人、止行、犲羽、升推。

⊙黄耆

味甘,性微温。主治痈疽、皮肤疮疡而久不收敛,有排脓、止痛之效,并治疗麻风病、多种痔疮、颈项瘰疬破溃流脓形成漏管的鼠瘘,可补益虚损,及治疗小儿多种疾病。黄芪又叫戴糁。

⊙肉苁蓉

味甘,性微温。主治劳伤性疾病、阴茎寒热疼痛,能补益中气、调养五脏、益养阴精、使人肾气强旺而多生子,对妇女癥瘕有软坚散结之效。久服可使人身体轻捷。

⊙防风

味甘,性温。主治外感风邪头痛眩晕、恶风、目盲视物不清、因风行周身而使骨节疼痛、气血痹阻不通、心烦胸闷。久服可使人身体轻松。防风又叫铜芸。

⊙蒲黄

味甘,性平。主治心腹间及膀胱部位发冷发热,有通利小便、止血消瘀的作用。久服可使人身体轻捷、气力增强、延年益寿、神气清爽。

⊙香蒲

味甘,性平。主治五脏及心下胃脘部位有邪气阻滞,以致口中发出烂臭的气味,并有坚齿、明目、聪耳的功效。久服可使人身体轻捷、延缓衰老。香蒲又叫睢。

⊙续断叶

味苦,性微温。主治外感伤寒,有补虚的作用;治疗金刃疮伤、痈疮及折跌损伤,有续补筋骨的功效;还可治疗妇人乳汁不通。久服能增益气力。续断叶又叫龙豆、属折。

⊙漏芦

味苦,性寒。主治皮肤发热、顽恶性疮、疽、痔及湿痹证候,并能通下乳汁。久服可使人身体轻捷、增益气力、耳聪目明、延年不老。漏芦又叫野兰。

⊙营实

味酸,性温。主治痈疽、恶疮、筋肉团结失去柔和之性、败疮、发热、阴蚀疮,可通利关节。营实又叫蔷薇、蔷麻、牛棘。

⊙天名精

味甘,性寒。主治瘀血所致血瘕证痛不欲生,有下瘀血的作用,又能止血,还能通利小便。久服可使人身体轻捷、延缓衰老。天名精又叫麦句姜、虾蟆蓝、豕首。

⊙决明子

味咸,性平。主治青盲视物不见、眼眵多、眼球上生有白色翳膜、目赤及目肤红赤、疼痛流泪。久服可使人目光明亮、身体轻捷。

⊙丹参

味苦,性微寒。主治心腹间有邪气积聚、肠鸣幽幽如有水流动、恶寒发热,有破症除瘕、去瘀积除烦闷、益气复正的功效。丹参又叫郤蝉草。

⊙茜根

味苦,性寒。主治寒湿风痹、黄疸,有补中的作用。

⊙飞廉

味苦,性平。主治关节酸疼发热、下肢胫骨沉重。久服可使人身体轻松。

⊙五味子

味酸,性温。主治咳嗽气喘、五脏劳伤、身体瘦弱,功能益气补虚强阴、增益男子精液。

⊙旋花

味甘,性温。功能益气、消去面上黑色、使颜色美好。根:味辛,主治腹中寒热邪气阻滞,有通利小便的作用。久服可使人耐受饥饿、身体轻捷。

旋花又叫筋根花、金沸。

⊙兰草

味辛,性平。主要功效是通利水道、辟除秽浊之气、杀蛊毒。久服可使人增益气力、身体轻捷、延缓衰老、神智清明。兰草又叫水香。

⊙蛇床子

味苦,性平。主治妇人阴中肿痛、男子阳痿、阴部湿痒,有逐除痹气、舒利关节的作用,并能治疗癫痫、恶疮。久服可使人身体轻捷。蛇床子又叫蛇米。

⊙地肤子

味苦,性寒。主治膀胱结热、小便不利,有补中益精气的功效。久服可使人耳目聪明、身体轻捷、延缓衰老。地肤子又叫地葵。

⊙景天

味苦,性平。主治热毒邪气所致火疮、身热心烦。花:主治女人赤白带下,有轻身、明目之效。景天又叫戒火、慎火。

⊙茵陈

味苦,性平。主治外感风湿恶寒发热、湿热郁结的黄疸。久服可使人身体轻捷、增益气力、延缓衰老。

⊙杜若

味辛,性微温。主治胸胁下往上逆气,可温中散寒,并能祛风宣窍,治疗风头肿痛、多涕流泪。久服则有益精明目、使身体轻捷的作用。杜若又叫杜蘅。

⊙沙参

味苦,性微寒。主治血行瘀滞、精神惊恐不安、恶寒发热,有补中、益肺气的功效。久服对人有益。沙参又叫知母。

⊙白兔藿

味苦,性平。主治毒蛇咬伤、被蜂螫伤、疯狗咬伤、菜肉中毒,以及寄生虫性蛊毒、慢性传染性鬼疰等。白兔藿又叫白葛。

⊙徐长卿

味辛,性温。主治流行性传染病以及蛊毒、温疟,能祛除邪恶秽浊之气,解除谵妄等精神失常症状。久服使人强悍体健。徐长卿又叫鬼督邮。

⊙石龙刍

味苦,性微寒。主治心腹间邪气阻滞、小便淋闭不利、外感风湿及恶毒、鬼疰等证。久服可补益虚瘦的身体,使人身体轻捷、耳目聪明、延年益寿。石龙刍又叫龙须、草续断、龙珠。

⊙薇衔

味苦,性平。主治风湿痹痛、周身关节痛、惊痫神志异常、吐弄舌、心悸呼吸困难、贼风虚邪侵袭、鼠瘘颈肿流脓、痈肿。薇衔又叫麋衔。

⊙云实

味辛,性温。主治泄痢、肠澼,有杀灭虫蛊毒、祛除邪恶气、止痛、解除恶寒发热的作用。花:主治谵妄等精神失常症状。食云实过量可使人神志昏乱、狂奔乱走。久服令人身体轻捷、神智清明。

⊙王不留行

味苦,性平。主治金刃疮伤,有止血、镇痛、拔刺的作用,并能除风痹、疗内寒。久服可使人身体轻捷、延年不老、增年益寿。

⊙升麻

味甘,辛。主治解百毒,杀百老物殃鬼,辟温疾,障、邪毒蛊。

⊙青蘘

味甘,寒。主治五脏邪气,风寒湿痹,益气,补脑髓,坚筋骨。久服,耳聪目明、延年增寿。

⊙姑活

味甘,性温。主治暴受风邪、寒湿痹痛。久服可使身体轻快、益寿延年,延缓衰老。姑活又叫冬葵子。

⊙别羁

味苦,性微温。主治风寒湿痹、身体困重、四肢酸疼、周身关节寒冷疼痛。

⊙淮木

味苦,性平。主治气逆久咳、内伤虚瘦、女子阴蚀疮、漏下、赤白带下。淮木又叫百岁城中木。

木（上品）

⊙牡桂

味辛,性温。主治气逆而喘、咳嗽、邪气结聚胸闷不舒、喉痹吸气困难,有舒利关节、补中益气的功效。久服可使人神智清爽、身体轻捷、延缓衰老。

⊙菌桂

味辛,性温。主治多种疾病,可调养精神、和颜悦色、引导药物直达病所。久服能使人身体轻捷、延缓衰老、面有光泽、颜色美好就像儿童一样。

⊙松脂

味苦,性温。主治痈、疽、顽恶性疮、头部疮疡、白秃病、疥疮瘙痒,有祛风除热、使五脏安宁的作用。久服可使人身轻体捷、延年不老。松脂又叫松膏、松肪。

⊙槐实

味苦,性寒。主治体内五脏邪气结热、多种痔疮及火疮、妇人乳房结块及子宫急痛,有止涎唾、补益损伤的作用。

⊙枸杞

味苦,性寒。主治体内五脏邪气结聚而为内热、消渴,风寒湿三气杂至而为周身痹痛。久服有强筋坚骨的作用,使人身体轻捷、延缓衰老。枸杞又叫杞根、地骨、枸忌、地辅。

⊙柏实

味甘,性平。主治惊恐不安、心悸不宁,有安定五脏、益气的作用,并能逐除风湿痹痛。久服可使人肌肤润泽、颜色美好、耳目聪明、耐受饥饿、身体轻捷、延年不老。

⊙茯苓

味甘,性平。主治胸胁间气逆于上、神情忧闷、惊恐、心悸不安、心下胃脘部结痛、恶寒发热、心烦胸闷、咳嗽气逆、口燥舌干,有通利小便的作用。久服可安魂养神、使人耐受饥饿、延年益寿。茯苓又叫茯菟。

⊙榆皮

味甘,性平。主治大小便不通,能通利水道、逐除结聚的邪气。久服可使人身体轻捷、耐受饥饿。榆的果实尤其好。榆又叫零榆。

⊙酸枣

味酸,性平。主治心腹间邪气结聚、恶寒发热、湿痹、四肢酸疼。久服可使人五脏安宁、身体轻捷、延年益寿。

⊙蘗木

味苦,性寒。主治五脏肠胃中邪热结聚、黄疸、肠痔、泄痢、女子漏下赤白、阴伤、蚀疮等。蘗木又叫檀桓。

⊙干漆

味辛,性温。主治筋骨损伤,有补中、续接筋骨的功效,可填益髓脑、安和五脏,治疗心、肝、脾、肺、肾五劳,筋、骨、血、精、气、肉六极之病,以及风寒湿痹。生漆有祛肠虫的作用。久服可使人身体轻捷、延缓衰老。

⊙五加皮

味辛,性温。主治心腹疝气、腹痛,能增益气力以治疗下肢痿弱行走无力、小儿不能行走以及疽、疮、阴蚀等。五加皮又叫豺漆。

⊙蔓荆实

味苦,性微寒。主治筋骨间深在的恶寒发热、湿痹筋脉拘挛不利,有明目、坚齿、利九窍、去白虫的作用。久服可使人身体轻捷、延缓衰老。小荆实的功效主治相同。

⊙辛夷

味辛,性温。主治五脏受邪而身体恶寒发热,风邪侵袭脑户所致头痛、面上有黑点雀斑。久服可下逆气、明目、使人身体轻捷、增年益寿、延缓衰老。辛夷又叫辛矧、侯桃、房木。

⊙桑上寄生

味苦,性平。主治腰痛、小儿背脊强直、痈肿,可安胎,充润肌肤,泽发坚齿,使胡须、眉毛生长。果实:可明目,使人身体轻健、神智清爽。桑上寄生又叫寄屑、寓木、宛童。

⊙杜仲

味辛,性平。主治腰脊疼痛,有补中、益精气、强筋坚骨、增强精神的作用,并能治疗阴部湿痒、小便滴沥不尽。久服可使人身体轻捷、延缓衰老。杜仲又叫思仙。

⊙女贞实

味苦,性平。主治多种疾病,有补中、安和五脏、调养精神的作用。久服使人肥健、身体轻捷、延缓衰老。

⊙木兰

味苦，性寒。主治身体皮肤大热、面热红赤、酒鼻、癫疾恶风、阴部湿痒，可明目聪耳。木兰又叫林兰。

⊙蕤核

味甘，性温。主治心腹间邪气结聚，可明目，治疗目赤伤痛、流泪。久服可使人身健耐饥、气力充沛。

⊙橘柚

味辛，性温。主治胸中热聚而成瘕热、气逆于上，有消导水谷饮食的作用。久服可去除口臭、宽膈下气、使神清气爽。橘柚又叫橘皮。

人（上品）

⊙发髲

味苦，性温。主治关格癃闭的小便不通，可通利小便、畅通水道，治疗小儿痫证、大人痉证。发髲的作用还原成其生理功能。

兽（上品）

⊙龙骨

味甘，性平。主治慢性传染病鬼疰、有谵语妄见等神志异常现象、咳嗽气逆、下痢脓血便、女子漏下、心腹间有瘕瘕结聚坚硬、小儿惊痫发热。龙齿：主治小儿大人惊痫、癫疾、发狂乱跑等精神失常证、心下胃脘部有邪气结聚、喘息困难、痉急强直。久服可使人身轻体捷、神清气爽、延年益寿。

⊙麝香

味辛，性温。主治精神谵妄、温疟、蛊毒、痫、痉等，可辟除邪恶秽浊之气，并能去除蛔、赤、蛲三虫。久服可除邪安神，使精神正常、睡眠安稳。

⊙牛黄

味苦,性平。主治惊痫寒热、热盛发狂、发痉,能祛邪安神。

⊙熊脂

味甘,性微寒。主治风痹肌肤麻木不仁、筋脉拘急、五脏受邪腹中积聚、发热恶寒、身体消瘦、头部疮疡及白秃证、面色枯黑长小疙瘩。久服可充食不饥、增强精神、身轻体捷。

⊙白胶

味甘,性平。主治脏腑劳伤气绝、腰痛、消瘦,可补中益气,治疗妇人经闭、不孕,有止痛、安胎之效。久服可使人身体轻快、延长寿命。白胶又叫鹿角胶。

⊙阿胶

味甘,性平。主治心腹内脏劳损出血、皮肤恶寒如发疟疾、腰腹部痛、四肢酸疼、女子下部出血,有安胎的作用。久服使人身体轻松、气力充沛。阿胶又叫傅致胶。

禽(上品)

⊙丹雄鸡

味甘,性微温。主治女人崩漏下血、带下赤白,具有温中补虚、止血通神、解毒辟秽的功效。丹雄鸡头:杀阴寒之气,以立在东门上者为佳。鸡脂肪:主治耳聋。鸡肠:主治遗尿。鸡内金:主治泄痢。鸡尿(屎)白:主治消渴、伤寒病发热恶寒。黑雌鸡:主治风寒湿痹、气血劳伤,可安胎。鸡翮羽:主治闭经。鸡子(蛋):功能清热,治疗火疮、痫、痉等证,可同琥珀一样,用作镇惊安神之药。鸡白蠹:肥脂。

⊙雁肪

味甘,性平。主治中风拘挛紧急、偏枯半身不遂、气机不通。久服可益气、使不饥饿、身健体捷、延缓衰老。雁肪又叫鹜肪。

虫鱼（上品）

⊙石蜜

味甘,性平。主治心腹间邪气结聚、发作惊痫、痉证等,可补中益气,使五脏得以安宁,并能止痛解毒、治疗多种疾病、调和百药。久服可使人精神增强、身体轻健、耐受饥饿、延缓衰老。石蜜又叫石饴。

⊙蜂子

味甘,性平。主治风头痛,能除蛊毒,补益受伤的脏腑、虚弱消瘦的身体。久服使人肌肤光泽、颜色美好、年轻不老。大黄蜂子:主治心腹胀满疼痛,能使身体强健、气力充沛。土蜂子:主治痈肿。蜂子又叫蜚零。

⊙蜜蜡

味甘,性微温。主治下痢脓血,可补中益气,续补损伤、金刃疮伤,使人不饥饿、耐衰老。

⊙牡蛎

味咸,性平。主治外感伤寒发热恶寒、温疟、易惊易怒、筋脉拘急弛缓、鼠瘘、女子赤白带下。久服可强筋健骨、镇静除邪、使人延年益寿。牡蛎又叫蛎蛤。

⊙龟甲

味咸,性平。主治女子下血滴漏、赤白带下、癥瘕、阂疟、痔疮、阴蚀疮、湿痹、四肢沉重无力、小儿囟不合。久服使人身体轻快、充腹不饥。龟甲又叫神屋。

⊙桑螵蛸

味咸,性平。主治脏腑损伤、疝瘕、阳痿,可益精使能生育,还治女子经血闭止、腰痛,通治气、血、劳、热、石五淋证,有利小便、通水道的作用。桑螵蛸又叫蚀肬,生在桑枝上,采得后蒸熟使用。

神农本草经 白话精解

⊙海蛤

味苦,性平。主治咳嗽气喘、呼吸困难、胸中烦满疼痛、发热恶寒。海蛤又叫魁蛤。

⊙文蛤

主治恶疮、蚀疮、牡、牝、肠、脉、血五痔。

⊙蠡鱼

味甘,性寒。主治湿痹、面目浮肿,能下水邪。又叫鲖鱼。

⊙鲤鱼

味苦,性寒。主治目赤热痛、青盲,有明目之功。久服体魄强悍、增益气力。

果(上品)

⊙藕实茎

味甘,性平。主要有补中、养神、增益气力的作用,能治疗多种疾病。久服可使人身体轻健、耐受饥饿、延缓衰老、益寿延年。藕实茎又叫水芝丹。

⊙大枣

味甘,性平。主治心腹间邪气结聚,有安中养脾、平调胃气的功用,可助益人体手、足太阳、阳明、少阳、太阴、少阴、厥阴十二经脉,并能通利九窍,补益体内气血津液虚少等不足,治疗大惊恐惧、四肢沉重,还能调和百药。久服可使人身体轻捷、长寿延年。其叶与麻黄相配合,能使人发汗。

⊙葡萄

味甘,性平。主治湿痹筋骨不利,有增益气力、增强精神的作用,可使人身体肥健、充饥耐饿、忍受风寒。久食能使人身体轻捷、延年不老。葡萄

神农本草经白话精解

可酿酒。

⊙蓬蘽

味酸,性平。主要有安定五脏、补益精气、使阴茎坚挺、能生育后代、增强精力的作用。久服可使人身体轻捷、延缓衰老。蓬蘽又叫复盆。

⊙鸡头实

味甘,性平。主治湿痹、腰脊及膝部疼痛,有补中扶正、祛除突然而剧烈的疾病、补益精气、增强精神、使人耳目聪明的作用。久服可使人身体轻捷、耐受饥饿、延缓衰老、神气清爽。鸡头实又叫雁喙实。

米谷(上品)

⊙胡麻

味甘,性平。主治脏腑之气受伤、身体虚瘦,有补益五脏、增益气力、助长肌肉、填益髓脑的功效。久服可使人身体轻捷、延缓衰老。胡麻又叫巨胜。胡麻叶叫做青蘘。青蘘:味甘,性寒,主治五脏邪气结聚、风寒湿痹,有增益气力、补益脑髓、强筋坚骨的作用,久服可使人耳聪目明、耐受饥饿、增寿不老。青蘘就是巨胜苗。

⊙麻蕡

味辛,性平。主治五脏及筋骨气血等劳伤,可调和五脏,使下血得止、寒气得除。多食则令人精神失常、妄见狂走。久服可使人神智清明、身体轻捷。麻蕡又叫麻勃。麻子:味甘,性平,主要有补中益气的功效,久服使人肥健不老、神气清爽。

菜(上品)

⊙冬葵子

味甘,性寒。主治五脏六腑受邪为寒为热、身体瘦弱,可通利小便以治疗小便癃闭不通。久服可使人骨骼坚强、肌肉生长、身体矫健、延年益寿。

⊙苋实

味甘,性寒。主治视物不见的青盲,可明目,并能祛除邪气、通利大小便、使恶寒发热消退。久服可增益气力,使身体轻捷、充饥耐饿。苋实又叫马苋。

⊙瓜蒂

味苦,性寒。主治大腹水肿、身面四肢浮肿,能利下水邪,杀蛊毒,治疗咳嗽气喘,以及进食各种果实致使病在胸腹中,都能够导吐、通下使出。

⊙瓜子

味甘,性平。主要有润泽肌肤、使人颜色美好的作用,可增益气力、使不饥饿。久服身体轻捷、延缓衰老。瓜子又叫水芝。

⊙苦菜

味苦,性寒。主治五脏有邪气留聚,厌食而胃又不消化的胃痹。久服可安神益气,使人耳聪目明、睡眠减少、身体轻捷、延缓衰老。苦菜又叫荼草、选。

卷二 中经

玉石（中品）

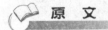

原 文

✿ 雄黄

味苦平(原衍寒字,依卢本删)。主寒热鼠瘘,恶疮疽痔,死肌,杀精物恶鬼,邪气百虫毒,胜五兵①。炼食之,轻身神仙。一名黄金石(依卢本)。生山谷。

《吴普》曰:雄黄,神农:苦。山阴有丹雄黄,生山之阳,故曰雄,是丹之雄,所以名雄黄也。

《名医》曰:生武都敦煌之阳。采无时。

案:《西山经》云:高山其下多雄黄。郭璞云:晋太兴三年,高平郡界有山崩,其中出数千斤雄黄。《抱朴子·仙药篇》云:雄黄,当得武都山所出者,纯而无杂,其赤如鸡冠,光明晔晔,可用耳;其但纯黄似雄黄,色无赤光者,不任以作仙药,可以合理病药耳。

✿ 石流黄

味酸温。主妇人阴蚀,痈痔恶血,坚筋骨,除头秃,能化金银铜铁奇物。生山谷。

《吴普》曰:硫黄,一名石留黄。神农、黄帝、雷公:咸,有毒;医和、扁鹊:苦,无毒。或生易阳,或河西。或五色,黄,是潘水石液也(潘,即矾古字),烧令有紫焰者,八月、九月采,治妇人血结(御览云:治妇人绝阴,能合金银铜铁)。

《名医》曰:生东海牧羊山,及太山河西山。矾石液也。

案:《范子计然》:石流黄,出汉中。又云:刘冯饵石流黄而更少。刘逵注《吴都赋》云:流黄,土精也。

雌黄

味辛平。主恶疮,头秃痂疥,杀毒虫虱,身痒,邪气诸毒。炼之久服,轻身增年不老。生山谷。

吴普曰:磁石,一名磁君。

《名医》曰:生武都,与雄黄同山生。其阴山有金,金精熏,则生雌黄。采无时。

水银

味辛寒。主疥瘘(依明万历本)痂疡白秃,杀皮肤中虱,堕胎,除热。杀金银铜锡毒,熔化还复为丹,久服神仙不死。生平土。

《名医》曰:一名汞。生符陵,出于丹砂。

案:《说文》云:澒,丹沙所作为水银也。《广雅》云:水银谓之汞。《淮南子·地形训》云:白矾,九百岁,生白澒;白澒,九百岁,生白金。高诱云:白澒,水银也。

石膏

味辛微寒。主中风寒热,心下逆气惊喘,口干舌焦,不能息,腹中坚痛,除邪鬼,产乳②,金疮。生山谷。

《名医》曰:一名细石。生齐山及齐卢山、鲁蒙山。采无时。

磁石

味辛寒。主周痹风湿,肢节中痛,不可持物,洗洗酸消③,除大热烦满及耳聋。一名玄石。生山谷。

《吴普》曰:磁石,一名磁君。

《名医》曰:一名处石。生太山及慈山山阴;有铁处,则生其阳。采无时。

案:《北山经》云:灌题之山,其中多磁石。郭璞云:可以取铁。《管子·地数篇》云:山上有磁石者,下必有铜。《吕氏春秋·精通篇》云:磁石召铁。

《淮南子·训》云：磁石能引铁。只作慈，旧作磁，非。《名医》别出元石条，亦非。

❧ 凝水石

味辛寒。主身热，腹中积聚邪气，皮中如火烧，烦满，水饮之。久服不饥。一名白水石。生山谷。

《吴普》曰：神农：辛；岐伯、医和、扁鹊：甘，无毒；李氏：大寒。或生邯郸。采无时。如云母色（《御览》引云：一名寒水石）。

《名医》曰：一名寒水石，一名凌水石，盐之精也。生常案及凝山，又中水县邯郸。

《范子计然》云：水石，出河东。色泽者，善。

❧ 阳起石

味咸微温。主崩中漏下，破子藏中血，癥瘕结气，寒热腹痛，无子，阴痿不起，补不足。一名白石。生山谷。

《吴普》曰：阳起石，神农、扁鹊：酸，无毒；桐君、雷公、岐后：咸，无毒；李氏：小寒，或生太山（《御览》引云：或阳起云。采无时）。

《名医》曰：一名石生，一名羊起石，云母根也，生齐山及琅邪，或云山、阳起山、采无时。

❧ 孔公孽

味辛温。主伤食不化，邪结气，恶疮疽瘘痔，利九窍，下乳汁。生山谷。

《吴普》曰：孔公孽，神农：辛；岐伯：咸；扁鹊：酸，无毒。色青黄。

《名医》曰：一名通石，殷孽根也。青黄色。生梁山。

❧ 殷孽

味辛温。主烂伤瘀血，泄痢寒热，鼠瘘，癥瘕结气。一名姜石。生山谷。

《名医》曰：钟乳根也。生越国，又梁山及南海，采无时。

铁精

平，主明目，化铜。铁落：味辛，平。主风热恶创，疡疽创痂，疥气在皮肤中。铁：主坚肌耐痛。生平泽(旧为三条，今并)。

《名医》曰：铁精，一名铁液。可以染色。生牧羊及祈城或析城。采无时。

案：《说文》云：铁，黑金也，或省作铁，古文作铁。

理石

味辛寒。主身热，利胃解烦，益精明目，破积聚，去三虫。一名立制石。生山谷。

《名医》曰：一名饥石，如石膏，顺理而细。生汉中及卢山。采无时。

长石

味辛寒。主身热四肢寒厥，利小便，通血脉，明目去翳眇④，下三虫，杀蛊毒。久服不饥。一名方石。生山谷。

《吴普》曰：长石，一名方石，一名直石。生长子山谷。如马齿，润泽，玉色长鲜。服之，不饥(《御览》)。

《名医》曰：一名土石，一名直石。理如马齿，方而润泽，玉色。生长子山及太山临淄，采无时。

肤青

味辛平。主蛊毒，及蛇菜肉诸毒，恶疮。生川谷。

《名医》曰：一名推青，一名推石，生益州。

案：陶弘景云：俗方及《仙经》，并无用此者，亦相与不复识。

上玉石，中品一十四种。旧十六种。考铁落、铁，宜与铁精为一。

草(中品)

干姜

味辛温。主胸满,咳逆上气,温中止血出汗,逐风湿痹,肠澼下痢,生者尤良。久服去臭气,通神明(开宝本草注云:陶注生姜别出菜部韭条下,今并唐本注移在本条)。生川谷。

《名医》曰:生犍为及荆、扬州。九月采。

案:《说文》云:姜,御湿之菜也。《广雅》云:蔃,廉姜也。《吕氏春秋·本味篇》和之美者,阳朴之姜。高诱注:阳朴,地名,在蜀郡。司马相如《上林赋》,有茈姜云。

枲耳实

味甘温。主风头寒痛,风湿周痹,四肢拘挛痛,恶肉死肌。久服益气,耳目聪明,强志轻身。一名胡枲,一名地葵。生川谷。

《名医》曰:一名葹,一名常思,生安陆及六安田野,实熟时采。

案:《说文》云:苄,卷耳也;苓,卷耳也。《广雅》云:苓,耳蔃,常枲,胡枲,枲耳也。《尔雅》云:苍耳,苓耳。郭璞云:江东呼为常枲,形似鼠耳,丛生如盘。《毛诗》云:采采卷耳。《传》云:卷耳,苓耳也。陆玑云:叶青,白色,似胡荽,白花,细茎蔓生。可煮为茹,滑而少味;四月中生子,正如妇人耳珰,今或谓之耳珰草。郑康成谓是白胡荽,幽州人谓之爵耳。《淮南子·览冥训》云:位贱尚枲。高诱云:枲者,枲耳,菜名也。幽冀谓之檀菜,雒下谓之胡枲。

葛根

味甘平。主消渴,身大热呕吐,诸痹,起阴气,解诸毒。葛谷:主下痢十岁已上。一名鸡齐根。生种谷。

《吴普》曰:葛根,神农:甘。生太山(《御览》)。

《名医》曰：一名鹿藿，一名黄斤。生汶山。五月采根，曝干。

栝楼根

味苦寒。主消渴，身热烦满大热，补虚安中，续绝伤。一名地楼。生川谷及山阴。

《吴普》曰：栝楼，一名泽巨，一名泽姑（《御览》）。

《名医》曰：一名果裸，一名天瓜，一名泽姑。实，名黄瓜。二月、八月采根，曝干，三十日成。生宏农。

案：《说文》云：蒉蒌，果蓏也。《广雅》云：王白，苽也（当为王）。《尔雅》云：果裸之实，栝蒌。郭璞云：今齐人呼之为天瓜。《毛诗》云：果裸之实，亦施于宇。《传》云：果裸，栝蒌也。《吕氏春秋》云：王善生。高诱云：善，或作瓜，也。案：《吕氏春秋》善字，乃之误。

苦参

味苦寒。主心腹结气，癥瘕积聚，黄疸，溺有余沥，逐水，除痈肿，补中明目止泪。一名水槐，一名苦蘵。生山谷及田野。

《名医》曰：一名地槐，一名菟槐，一名骄槐，一名白茎，一名虎麻，一名芩茎，一名禄曰，一名陵郎。生汝南。三月、八月、十月采根，曝干。

当归

味甘温。主咳逆上气，温疟寒热，洗洗在皮肤中（依卢本），妇人漏下绝子，诸恶疮疡，金疮，煮饮之。一名干归。生川谷。

《吴普》曰：当归，神农、黄帝、桐君、扁鹊：甘，无毒；岐伯、雷公：辛，无毒；李氏：小温。或生羌胡地。

《名医》曰：生陇西。二月、八月采根，阴干。

案：《广雅》云：山靳，当归也。《尔雅》云：薜，山靳。郭璞云：今似靳而粗大。又薜，白靳，郭璞云：即上山靳。

《范子计然》云：当归，出陇西。无枯者，善。

❧ 麻黄

味苦温。主中风伤寒头痛，温疟，发表出汗，去邪热气，止咳逆上气，除寒热，破证坚积聚。一名龙沙。

《名医》曰：一名卑相，一名卑盐。生晋地及河东。立秋采茎，阴干令青。

案：《广雅》云：龙沙，麻黄也。麻黄茎，狗骨也。《范子计然》云：麻黄，出汉中三辅。

❧ 通草

味辛平。主去恶虫，除脾胃寒热，通利九窍血脉关节，令人不忘。一名附支。生山谷。

《吴普》曰：通草，一名丁翁，一名附支。神农、黄帝：辛；雷公：苦。生石城山谷，叶菁蔓延。止汗，自正月采（《御览》）。

《名医》曰：一名丁翁。生石城及山阳。正月采枝，阴干。

案：《广雅》云：附支，蓪草也。《中山经》云：升山，其草多寇脱。郭璞云：寇脱草，生南方，高丈许，似荷叶，而茎中有瓤正白，零陵人植而日灌之，以为树也。《尔雅》云：离南，活蓪。郭璞注同。又倚商，活菟。郭璞云：即离南也。《范子计然》云：蓪草，出三辅。

❧ 芍药

味苦平（平字依卢本补）。主邪气腹痛，除血痹，破坚积寒热疝瘕，止痛，利小便，益气。生川谷及丘陵。

《吴普》曰：芍药，神农：苦；桐君：甘，无毒；岐伯：咸；李氏：小寒；雷公：酸。一名甘积，一名解仓，一名诞，一名余容，一名白术。三月三日采（《御览》）。

《名医》曰：一名白术，一名余容，一名犁食，一名解食，一名铤。生中岳。二月、八月采根，曝干。

案：《广雅》云：挛夷，芍药也；白术，牡丹也。《北山经》云：绣山，其草多芍药。

郭璞云：芍药，一名辛夷，亦香草属。《毛诗》云：赠之以芍药。《传》云：芍药，香草。《范子计然》云：芍药，出三辅。崔豹《古今注》云：芍药有三种：有草芍药，有木芍药。木有花，大则色深，俗呼为牡丹，非也。又云：一名可离。

蠡实

味甘平。主皮肤寒热，胃中热气，风寒湿痹，坚筋骨，令人嗜食。久服轻身。花叶去白虫。一名剧草，一名三坚，一名豕首。生川谷。

《吴普》曰：蠡实，一名剧草，一名三坚，一名剧荔华（《御览》），一名泽蓝，一名豕首。神农、黄帝：甘，辛，无毒。生宛句。五月采（同上）。

《名医》曰：一名荔实。生河东。五月采实，阴干。

案：《说文》云，荔，草也，似蒲而小，根可作刷。《广雅》云：马薤，荔也。《月令》云：仲冬之月，荔挺出。郑云：荔挺，马薤也。高诱注《淮南子》：荔马，荔草也。《通俗文》云：一名马兰。颜之推云：此物河北平泽率生之，江东颇多，种于阶庭，但呼为旱蒲，故不识马薤。

瞿麦

味苦寒。主关格诸癃结，小便不通，出刺，决痈肿，明目去翳，破胎堕子，闭血。一名巨句麦。生川谷。

《名医》曰：一名大菊，一名大兰。生大山。立秋采实，阴干。

案：《说文》云：蘧，蘧麦也。菊、大菊，蘧麦。《广雅》云：茈威、陵苕，蘧麦也。

《尔雅》云：大菊，蘧麦。郭璞云：一名麦句姜，即瞿麦。陶弘景云：子颇似麦，故名瞿麦。

元参

味苦微寒。主腹中寒热积聚，女子产乳余疾，补肾气，令人目明。一名重台。

《吴普》曰：元参，一名鬼藏，一名正马，一名重台，一名鹿腹，一名端，一名元台，神农、桐君、黄帝、雷公、扁鹊：苦，无毒；岐伯：咸；李氏：寒。或生冤朐山阳。二月生叶如梅毛，四四相植似芍药，黑茎方高四、五尺，花赤，生枝间，四月，实黑（《御览》）。

《名医》曰：一名元台，一名鹿肠，一名正马，一名减，一名端，生河间及冤句，三月、四月采根，曝干。

案：《广雅》云：鹿肠，元参也。《范子计然》云：元参，出三辅。青色者善。

秦艽

味苦平。主寒热邪气，寒湿风痹，肢节痛，下水利小便。生山谷。

《名医》曰：生飞乌山。二月、八月采根，曝干。

案：《说文》云：萰，草之相艽者，《玉篇》作艽，居包切，云秦艽，药艽同。萧炳云：本经名秦瓜，然则今本经名，亦有名医改之者。

百合

味甘平。主邪气腹胀心痛，利大小便，补中益气。生川谷。

《吴普》曰：百合，一名重迈，一名中庭。生冠朐及荆山（《艺文类聚》引云：一名重匦）。

《名医》曰：一名重箱，一名摩罗，一名中逢花，一名强瞿。生荆州。二月、八月采根，曝干。

案：《玉篇》云：𦬸，百合蒜也。

知母

味苦寒。主消渴热中，除邪气，肢体浮肿，下水，补不足，益气。一名蚳母，一名连母，一名野蓼，一名地参，一名水参，一名水浚，一名货母，一名蝭母。生川谷。

《吴普》曰：知母，神农、桐君：无毒。补不足，益气（《御览》引云：一名提母）。

《名医》曰：一名女雷，一名女理，一名儿草，一名鹿列，一名韭蓬，一名儿踵草，一名东根，一名水须，一名沈燔，一名薅。生河内。二月、八月采根，曝干。

案：《说文》云：芪，芪母也。

荨，苀藩也，或从爻作薅。《广雅》云：芪母、儿踵，东根也。《尔雅》云：薅，苀藩。郭璞云：生山上。叶如韭，一曰蜈母。《范子计然》云：蜈母，出三辅，黄白者，善。《玉篇》作母。

贝母

味辛平(依明万历本)。主伤寒烦热，淋沥，邪气疝瘕，喉痹乳难，金疮风痉。一名空草。

《名医》曰：一名药实，一名苦花，一名苦菜，一名商(茵字)草，一名勤母。生晋地。十月采根，曝干。

案：《说文》云：茵，贝母也。《广雅》云：贝父，药实也。《尔雅》云：茵，贝母。郭璞云：根如小贝，圆而白花，叶似韭。《毛诗》云：言采其虻。《传》云：虻，贝母也。陆玑云：其叶如栝蒌而细小，其子在根下如芋子，正白，四方连累相着有分解也。

白芷

味辛温。主女人漏下赤白，血闭阴肿，寒热，风头侵目泪出，长肌肤润泽，可作面脂。一名芳香。生川谷。

《吴普》曰：白芷，一名蓠，一名符离，一名泽芬，一名菭(《御览》)。

《名医》曰：一名白茝，一名蓠，一名莞，一名符离，一名泽芬。叶，一名蒿麻，可作浴汤。生河东下泽。二月、八月采根，曝干。

案：《说文》云，茝，蓠也；蓠，楚谓之篱，晋谓之蓠，齐谓之茝。《广雅》云：白芷，其叶谓之药。《西山经》云：号山，其草多药蓠。郭璞云：药，白芷别名蓠，香草也。

《淮南子·修务训》云：身苦秋药被风。高诱云：药，白芷，香草也。王逸注《楚词》云：药，白芷。按：《名医》一名莞云云，似即《尔雅》莞，符离，其上蒚。而《说文》别有，夫离也。

蒚，夫蓠上也。是非一草。舍人云：白蒲，一名符离，楚谓之莞，岂蒲与芷相似，而《名医》误合为一乎。或《说文》云：楚谓之蓠，即夫篱也，未可得详。旧作芷，非。

♠ 淫羊藿

味辛寒。主阴痿绝伤，茎中痛，利小便，益气力，强志。一名刚前。生山谷。

《吴普》曰：淫羊藿，神农、雷公：辛；李氏：小寒。坚骨（《御览》）。

《名医》曰：生上山郡阳山。

♠ 黄芩

味苦平。主诸热黄疸，肠澼泄痢，逐水，下血闭，恶疮疽蚀，火疡。一名腐肠。生川谷。

《吴普》曰：黄芩，一名黄文，一名妒妇，一名虹胜，一名红芩，一名印头，一名内虚，神农、桐君、黄帝、雷公、扁鹊：苦，无毒；李氏：小温。二月生赤黄叶，两两四四相值，茎空中或方员，高三、四尺，四月花紫红赤，五月实黑、根黄。二月至九月采（《御览》）。

《名医》曰：一名空肠，一名内虚，一名黄文，一名红芩，一名妒妇。生秭归及冤句。三月三日采根，阴干。

案：《说文》云：荃，黄荃也。《广雅》云：菳苓，黄文，内虚，黄芩也。《范子计然》云：黄芩出三辅，色黄者，善。

♠ 狗脊

味苦平。主腰背强，机关（二字原倒，依卢本乙转）缓急，周痹寒湿，膝痛，颇利老人。一名百枝。

《吴普》曰：狗脊一名狗青，一名赤节，神农苦，桐君、黄帝、岐伯、雷公、扁鹊：甘，无毒；李氏：小温，如萆薢，茎节如竹，有刺，叶圆赤，根黄白，亦如竹根，毛有刺。岐伯经云：茎长节，叶端员青赤，皮白有赤脉。

《名医》曰：一名强膂，一名扶盖，一名扶筋，生常山，二月、八月，采根暴干。

案广雅云：菝葜，狗脊也。玉篇云：菝狗脊根也。名医别出菝葜条，非。

石龙芮

味苦平。主风寒湿痹，心腹邪气，利关节，止烦满。久服轻身明目不老。一名鲁果能，一名地椹。生川泽石边。

《吴普》曰：龙芮，一名姜苔，一名天豆。神农：苦，平；岐伯：酸；扁鹊、李氏：大寒；雷公：咸，无毒。五月五日采（《御览》）。

《名医》曰：一名石能，一名彭根，一名天豆。生太山，五月五日采子，二月、八月采皮，阴干。

案：《范子计然》云：石龙芮，出三辅。色黄者，善。

茅根

味甘寒。主劳伤虚羸，补中益气，除瘀血，血闭寒热，利小便。其苗主下水。一名兰根，一名茹根。生山谷、田野。

《名医》曰：一名地管，一名地筋，一名兼杜。生楚地，六月采根。

案：《说文》云：茅，菅也；菅，茅也。《广雅》云：菅，茅也。《尔雅》云：白华，野菅。郭璞云：菅，茅属。《诗》云：白华菅兮，白茅束兮。《传》云：白华，野菅也，已沤，为菅。

紫菀

味苦温。主咳逆上气，胸中寒热结气，去蛊毒痿蹶，安五藏。生山谷。

《吴普》曰：紫菀，一名青菀（《御览》）。

《名医》曰：一名紫茜，一名青菀。生房陵及真定邯郸。二月、三月采根，阴干。

案：《说文》云：菀，茈菀，出汉中房陵。陶弘景云：白者，名白菀。《唐本》注云：白菀，即女菀也。

紫草

味苦寒。主心腹邪气，五疸⑤，补中益气，利九窍，通水道。一名紫丹，一名紫芙。生川谷。

《吴普》曰：紫草节赤。二月花（《御览》）。

《名医》曰：生砀山及楚地。三月采根，阴干。

案：《说文》云：茈，草也；藐，茈草也，茈草也，可以染留黄。《广雅》云：茈藐，茈草也。《山海经》云：劳山多茈草。郭璞云：一名紫藐，中染紫也。《尔雅》云：藐，茈草。郭璞云：可以染紫。

败酱

味苦平。主暴热，火疮赤气，疥瘙疽痔，马鞍热气。一名鹿肠。生川谷。

《名医》曰：一名鹿首，一名马草，一名泽败，生江夏，八月采根，曝干。

案：《范子计然》云：败酱，出三辅。陶弘景云：气如败酱，故以为名。

白鲜

味苦寒。主头风，黄疸，咳逆，淋沥，女子阴中肿痛，湿痹死肌，不可屈伸，起止行步。生川谷。

《名医》曰：生上谷及冤句。四月、五月采根，阴干。

案：陶弘景云：俗呼为白羊鲜，气息正似羊膻，或名白膻。

酸酱

味酸平。主热烦满，定志益气，利水道，产难，吞其实立产。一名醋浆。生川泽。

《吴普》曰：酸酱，一名酢酱（《御览》）。

《名医》曰：生荆楚及人家田园中。五月采，阴干。

案：《尔雅》云：葴，寒酱。郭璞云：今酸酱草，江东呼曰苦葴。

紫参

味苦辛寒。主心腹积聚，寒热邪气，通九窍，利大小便。一名牡蒙。生山谷。

《吴普》曰：伏蒙，一名紫参，一名泉戎，一名音腹，一名伏菟，一名重伤。神农黄帝：苦；李氏：大寒。生河西山谷或宛句商山。圆聚生，根黄赤月文,皮黑中紫,五月花紫,赤实黑,大如豆,三月采根。(《御览》《大观本》节文)。

《名医》曰:一名众戎,一名童肠,一名马行。生河西及冤句。三月采根,火炙使紫色。

案:《范子计然》云:紫参,出三辅。赤青色者,善。

藁本

味辛温。主妇人疝瘕,阴中寒肿痛,腹中急,除风头痛,长肌肤,悦颜色。一名鬼卿,一名地新。生山谷。

《名医》曰:一名微茎,生崇山,正月、二月采根,曝干,三十日成。

案:《广雅》云:山芷,蔚香,藁本也。《管子·地员篇》云:五臭畴生藁本。《荀子·大略篇》云:兰芷藁本,渐于蜜醴,一佩易之。樊光注《尔雅》云:藁本,一名蘪芜,根名蕲芷。旧作藳,非。

石韦

味苦平。主劳热邪气,五癃闭不通,利小便水道。一名石䩾。生山谷石上。

《名医》曰:一名石皮,生华阴山谷。不闻水及人声者,良。二月采叶,阴干。

萆薢

味苦平。主腰背痛强,骨节风寒湿周痹,恶疮不瘳,热气。生山谷。

《名医》曰:一名赤节。生真定。八月采根,曝干。

案:《博物志》云:菝葜与萆薢相乱。

白薇

味苦平。主暴中风,身热肢满,忽忽不知人,狂惑邪气,寒热酸疼,温疟洗洗,发作有时。生川谷。

《名医》曰:一名白幕,一名薇草,一名春草,一名骨美。生平原。三月三曰，采根阴干。

水萍

味辛寒。主暴热身痒，下水气，胜酒，长须发，止消渴(依纲目)。久服轻身。一名水花。生池泽。

《吴普》曰：水萍，一名水廉。生泽水上。叶员小，一茎一叶，根入水。五月花白，三月采，晒干(《御览》)。

《名医》曰：一始水白，一名水苏。生雷泽。三月采，曝干。

案：《说文》云：苹，萍也，无根，浮水而生者。萍，苹也。薲，大萍也。《广雅》云：藻，萍也。《夏小正》云：七月湟潦生苹。《尔雅》云：萍，苹。郭璞云：水中浮萍，江东谓之薸。又其大者，苹。《毛诗》云：于以采苹。《传》云：苹，大萍也。《范子计然》曰：水萍，出三辅。色青者，善。《淮南子·原道训》云：萍树根于水。高诱云：萍，大苹也。

王瓜

味苦寒。主消渴，内痹瘀血，月闭，寒热酸疼，益气愈聋。一名土瓜。生平泽。

《名医》曰：生鲁地田野及人家坦墙间。三月采根，阴干。

案：《说文》云：菈，王菈也。《广雅》云：葵茹、瓜瓟，王瓜也。《夏小正》云：四月王菈秀。《尔雅》云：钩葵菇。郭璞云：钩，瓟也，一名王瓜，实如咖瓜，正赤，味苦。《月令》：王瓜生。郑元云：《月令》云王菈生。孔颖达云：疑王菈，则王瓜也。《管子·地员篇》剽土之次曰五沙，其种大菈细菈，白茎青秀以蔓。《本草图经》云：大菈，即王菈也。芴，亦谓之土瓜，自别是一物。

地榆

味苦微寒。主妇人乳痓痛⑥，七伤带下病，止痛，除恶肉，止汗，疗金疮。生山谷。

《名医》曰：生桐柏及冤句。二月、八月采根，曝干。

案：《广雅》云：菗蒢，地榆也。陶弘景云：叶似榆而长，初生布地，而花、子紫黑色如豉，故名玉豉。

海藻

味苦寒。主瘿瘤气，颈下核，破散结气，痈肿，癥瘕，坚气，腹中上下鸣，下十二水肿⑦。一名落首。生池泽。

《名医》曰：一名薄。生东海。七月七日采，曝干。

案：《说文》云：藻，水草也，或作藻。《广雅》云：海萝，海藻也。《尔雅》云：薅，海藻也。郭璞云：药草也。一名海萝，如乱发，生海中。《本草》云：又藻，石衣。郭璞云：水苔也，一名石发，江东食之，或曰薄。叶似薤而大，生水底也，亦可食。

泽兰

味苦微温。主乳妇内衄⑧（御览血衄，见九百九十），中风余疾，大腹水肿，身面四肢浮肿，骨节中水，金疮痈肿疮脓。一名虎兰，一名龙枣。生大泽傍。

《吴普》曰：泽兰，一名水香，神农、黄帝、岐伯、桐君：酸，无毒；李氏：温。生下地水傍。叶如兰，二月生，香，赤节，四叶相值枝节间。

《名医》曰：一名虎蒲。生汝南。三月三日采，阴干。

案：《广雅》云：虎兰，泽兰也。

防己

味辛平。主风寒温疟，热气诸痈，除邪，利大小便。一名解离。生川谷。

《吴普》曰：木防己，一名解离，一名解燕。神农：辛；黄帝、岐伯、桐君：苦，无毒；李氏：大寒。如茹，茎蔓延，如芄，白根外黄似结梗，内黑又如车辐解。二月、八月、十月采根（《御览》）。

《名医》曰：生汉中。二月、八月采根，阴干。

案：《范子计然》云：防己，出汉中旬阳。

款冬花

味辛温。主咳逆上气，善喘，喉痹，诸惊痫，寒热邪气。一名橐吾，一名颗冻，一名虎须，一名菟奚。生山谷。

《吴普》曰：款冬，十二月花黄白（《艺文类聚》）。

《名医》曰：一名氏冬，生常山及目常水傍。十一月采花，阴干。

案：《广雅》云：苦萃，款东也。《尔雅》云：菟奚，颗东。郭璞云：款冬也。紫赤华生水中。《西京杂记》云：款冬，花于严冬。傅咸《款冬赋》序曰：仲冬之月，冰凌积雪，款冬独敷花艳。

牡丹

味辛寒。主寒热，中风瘈疭，痉，惊痫邪气，除证坚瘀血留舍肠胃，安五藏，疗痈疮。一名鹿韭，一名鼠姑。生山谷。

《吴普》曰：牡丹，神农、岐伯：辛；李氏：小寒；雷公、桐君：苦，无毒；黄帝：苦，有毒。叶如蓬相植，根如柏黑，中有核。二月采，八月采，晒干。人食之，轻身、益寿（《御览》）。

《名医》曰：生巴郡及汉中。二月、八月采根，阴干。

案：《广雅》云：白术，牡丹也。《范子计然》云：牡丹出汉中河内，赤色者亦善。

马先蒿

味苦平（苦字依前后例补，与卢本合）。主寒热鬼疰，中风湿痹，女子带下病，无子。一名马屎蒿。生川泽。

《名医》曰：生南阳。

案：《说文》云：蔚，牡蒿也。《广雅》云：因尘，马先也。《尔雅》云：蔚，牡菣。

郭璞云：无子者。《毛诗》云：匪莪伊芳蔚。《传》云：菣，牡菣也。陆玑云：三月始生；七月花，花似胡麻花而紫赤；八月为角，角似小豆，角锐而长。一名马新蒿。案：新、先，声相近。

积雪草

味苦寒。主大热，恶疮痈疽，浸淫赤熛，皮肤赤，身热。生川谷。

《名医》曰：生荆州。

案：陶弘景云：荆楚人以叶如钱，谓为地钱草。徐仪《药图》名连钱草。《本草图经》云：咸、洛二京亦有，或名胡薄荷。

女菀

味辛温。主风寒洗洗，霍乱泄痢，肠鸣上下无常处，惊痫，寒热百疾。生川谷，或山阳。

《吴普》曰：女菀，一名白菀，一名识女菀(《御览》)。

《名医》曰：一名白菀，一名织女菀，一名茆。生汉中。正月、二月采，阴干。

案：《广雅》云：女肠，女菀也。

王孙

味苦平。主五藏邪气，寒湿痹，四肢疼酸，膝冷痛。生川谷。

《吴普》曰：黄孙，一名王孙，一名蔓延，一名公草，一名海孙。神农、雷公：苦，无毒；黄帝：甘，无毒。生西海山谷及汝南城郭垣下。蔓延，赤文，茎叶相当(《御览》)。

《名医》曰：吴，名白功草，楚，名王孙；齐，名长孙。一名黄孙，一名黄昏，一名海孙，一名蔓延，生海西及汝南城郭下。

案：陶弘景云：今方家皆呼王昏，又云壮蒙。

蜀羊泉

味苦微寒。主头秃恶疮热气，疥瘙痂癣虫(依明万历本)。生川谷。

《名医》曰：一名羊泉，一名饴。生蜀郡。

案：《广雅》云：漆姑，艾但鹿何，泽也。《唐本》注云：此草，一名漆姑。

爵床

味咸寒。主腰背痛，不得著床，俯仰艰难，除热，可作浴汤。生川谷及田野。

《吴普》曰：爵床，一名爵卿（《御览》）。

《名医》曰：生汉中。

案：别本注云：今人名为香苏。

假苏

味辛温。主寒热鼠，瘰生创，破结聚气，下瘀血，除湿痹。一名鼠蓂。生川泽。

《吴普》曰：假苏，一名鼠实，一名姜芥也（《御览》），名荆芥，叶似落藜而细，蜀中生啖之（《蜀本》注）。

《名医》曰：一名姜芥。生汉中。

案：陶弘景云：即荆芥也，姜、荆，声讹耳。先居草部中。今人食之，录在菜部中也。

翘根

味甘寒，平（《御览》作味苦，平）。主下热气，益阴精，令人而说好，明目。久服，轻身、耐老。生平泽。

《吴普》曰：翘根，神农、雷公：甘，有毒。三月、八月采，以作蒸，饮酒病患（《御览》）。

《名医》曰：生蒿高，二月、八月采。

案：陶弘景云：方药不复用，俗无识者。

上草，中品四十九种。旧四十六种。考菜部假苏及《唐本》退中翘根，宜入此。

木（中品）

桑根白皮

味甘寒。主伤中，五劳六极[①]羸瘦，崩中脉绝，补虚益气。叶主除寒热，出汗。桑耳黑者，主女子漏下赤白。汁(主)血病，癥瘕积聚，阴痛，阴阳(武进邹氏云阳当作伤)寒热，无子。五木耳名檽，益气不饥，轻身强志(唐本草注云：楮耳人常食，槐耳用疗痔，榆、柳、桑耳，此为五耳，软者并堪啖)。生山谷。

《名医》曰：桑耳，一名桑菌，一名木麦。生犍为。六月多雨时采，即曝干。

案：《说文》云：桑，蚕所食叶。木薁，木耳也。蕈，桑薁。《尔雅》云：桑瓣有葚栀。舍人云：桑树，一半有葚，半无葚，名栀也。郭璞云：瓣，半也。又女桑，桋桑，郭璞云：今俗呼桑树，小而条长者，为女桑树。又楱山桑，郭璞云：似桑材中作弓及车辕。又桑柳槐条，郭璞云：阿那垂条。

◎ 竹叶

味苦平。主咳逆上气，溢筋急恶疡(纲目溢作疗)，杀小虫。根作汤，益气止渴，补虚下气。汁主风痉。实通神明，轻身益气。

《名医》曰：生益州。

案：《说文》云：竹，冬生草也。象形，下者，箁，箬也。

◎ 吴茱萸

味辛温。主温中下气，止痛，咳逆寒热，除湿血痹，逐风邪，开腠理。根杀三虫。一名藙。生山谷。

《名医》曰：生冤句。九月九日采，阴干。

案：《说文》云：茱，茱萸，属。萸，茱萸也。煎，茱萸，《汉律》：会稽献藙一斗。《广雅》云：枫、椒、楰、樾、茱萸也。《三苍》：莍，茱萸也(《御览》)。

《尔雅》云：椒、楰、丑莍。郭璞云：茱萸子，聚生成房貌，今江东亦呼椒，似茱萸而小，赤色。《礼记》云：三牲用藙。郑云：藙煎，茱萸也，《汉律》会稽献焉，《尔雅》谓之椒。《范子计然》云：茱萸，出三辅。陶弘景云：《礼记》名藙，而作俗中呼为藙子。当是不识藙字，似杂字，仍似相传。

◎ 卮子

味苦寒。主五内邪气，胃中热气，面赤酒疱皶鼻，白癞赤癞疮疡。一名木丹。生山谷。

《名医》曰：一名樾桃。生南阳。九月采实，曝干。

案：《说文》云：栀，黄木可染者。《广雅》云：栀子，桃也。《史记·货殖传》云：巴蜀地饶卮。《集解》云：徐广白：音支，烟支也；紫，赤色也。据《说文》当为栀。

芜荑

味辛平。主五内邪气，散皮肤骨节中淫淫温行毒，去三虫，化食。一名无姑，一名蕨瑭（《御览》引云：逐寸白，散腹中温温喘息。《大观本》作黑字）。生川谷。

《名医》曰：一名蕨瑭。生晋山。三月采实，阴干。

案：《说文》云：梗，山枌榆，有束荚，可为芜荑者。《广雅》云：山榆，母估也。《尔雅》云：蒆荑，蕨瑭。郭璞云：一名白贲，又无姑，其实夷。郭璞云：无姑，姑榆也。生山中，叶圆而浓，剥取皮合渍之，其味辛香，所谓芜荑。《范子计然》云：芜荑在地，赤心者，善。

枳实

味苦寒。主大风在皮肤中，如麻豆苦痒（《御览》作痰，非）。除寒热结，止利（旧作痢，《御览》作利，是）。长肌肉，利五脏，益气、轻身。生川泽。

《吴普》曰：枳实，苦；雷公：酸，无毒；李氏：大寒。九月、十月采，阴干（《御览》）。

《名医》曰：生河内，九月、十月采，阴干。

案：《说文》云：枳木似橘。《周礼》云：橘逾淮而化为枳。沈括《笔谈》云：六朝以前，医方唯有枳实，无枳壳，后人用枳之小、嫩者，为枳实；大者，为枳壳。

厚朴

味苦温。主中风、伤寒、头痛、寒热、惊悸气，血痹死肌，去三虫。

《吴普》曰：浓朴；神农、岐伯、雷公：苦，无毒；李氏：小温（《御览》引云：一名厚皮。生交址）。

《名医》曰：一名厚皮，一名赤朴。其树名榛，其子名逐。生交址冤句。九月、十月采皮，阴干。

案：《说文》云：朴，木皮也，榛木也。《广雅》云：重皮，浓朴也。《范子计然》云：浓朴，出宏农，按：今俗以榛为亲，不知是浓朴。《说文》榛栗，字作亲。

∝ 秦皮

味苦微寒。主风寒湿痹，洗洗寒气，除热，目中青翳、白膜。久服，头不白、轻身。生川谷。

《吴普》曰：芩皮，一名秦皮。神农、雷公、黄帝、岐伯：酸，无毒；李氏：小寒，或生冤句水边。二月、八月采（《御览》）。

《吴普》曰：一名岑皮，一名石檀。生庐江及冤句。二月、八月采皮，阴干。

案：《说文》云：梣，青皮木，或作檘。《淮南子·俶真训》云：梣木，色青翳。高诱云：梣木，苦历木也。生于山，剥取其皮，以水浸之，正青，用洗眼，愈人目中肤翳。据《吴普》云：岑皮，名秦皮，《本经》作秦皮者，后人以俗称改之，当为岑皮。

∝ 秦菽

味辛温。主风邪气，温中，除寒痹，坚齿发、明目。久服，轻身、好颜色、耐老、增年、通神。生川谷。

《名医》曰：生太山及秦岭上，或琅邪。八月、九月采实。

案：《说文》云：菽，菽荚，莍菽。檘实实裹如裘者，椒似茱萸，出《淮南》。《广雅》云：檘枤，茱萸也。《北山经》云：景山多秦椒。郭璞云：子似椒而细叶草也。《尔雅》云：檘，大椒。郭璞云：今椒树丛生实大者，名为（木毁）。又椒，丑莍。郭璞云：裘萸子聚成房貌。今江东亦呼莍檘，似茱萸而小，赤色。《毛诗》云：椒聊之实。《传》云：椒聊，椒也。陆玑云：椒树，似茱萸，有针刺，叶坚而滑泽，蜀人作茶，吴人作茗，皆合煮其叶以为香。《范子计然》云：秦椒，出天水陇西，细者，善。《淮南子·人间训》云：申椒、杜茝，美人之所怀服。旧作椒，非。据《山海经》有秦椒，生闻喜景山，则秦，非秦地之秦也。

山茱萸

味酸平。主心下邪气,寒热,温中,逐寒湿痹,去三虫。久服,轻身。一名蜀枣。生山谷。

《吴普》曰:山茱萸,一名魁实,一名鼠矢,一名鸡足。神农、黄帝、雷公、扁鹊:酸,无毒;岐伯:辛;一经:酸。或生冤句、琅邪,或东海承县。叶如梅,有刺毛,二月,花如杏;四月,实如酸枣,赤;五月采实(《御览》)。

《名医》曰:一名鸡足,一名魁实,生汉中及琅邪、冤句、东海承县。九月、十月采实,阴干。

紫葳

味酸微寒。主妇人产乳余疾,崩中,症瘕血闭,寒热羸瘦,养胎。生川谷。

《吴普》曰:紫葳,一名武威,一名瞿麦,一名陵居腹,一名鬼目,一名茏华。神农、雷公:酸;岐伯:辛;扁鹊:苦、咸;黄帝:甘,无毒。如麦根黑。正月、八月采。或生真定(《御览》)。

《名医》曰:一名陵苕,一名茏华。生西海及山阳。

案:《广雅》云:茈葳,陵苕,蘧麦也。《尔雅》云:苕,陵苕。郭璞云:一名陵时。

《本草》云:又黄华蔈,白华茏。郭璞云:苕、花,色异,名亦不同。《毛诗》云:苕之华。《传》云:苕,陵苕也。《范子计然》云:紫葳,出三辅。李当之云:是瞿麦根。据李说与《广雅》合。而《唐本》注引《尔雅》注有一名凌霄四字,谓即凌霄花,陆玑以为鼠尾,疑皆非,故不采之。

猪苓

味甘平。主疟,解毒蛊注(《御览》作蛀)不祥,利水道。久服,轻身、耐老(《御览》作能老)。一名猪尿。生山谷。

《吴普》曰:猪苓,神农,甘;雷公:苦,无毒(《御览》引云:如茯苓,或生冤句,八月采)。

《名医》曰:生衡山及济阴冤句。二月、八月采,阴干。

案：《庄子》云：豕零。司马彪注作豕橐，云：一名猪苓，根似猪卵，可以治渴。

白棘

味辛寒。主心腹痛，痈肿溃脓，止痛。一名棘针。生川谷。

《名医》曰：一名棘刺。生雍州。

案：《说文》云：棘，小枣丛生者。《尔雅》云：髦颠棘。孙炎云：一名白棘。李当之云：此是酸枣树针，今人用天门冬苗代之，非是真也。案：《经》云：天门冬，一名颠勒。

勒、棘，声相近，则今人用此，亦非无因也。

龙眼

味甘平。主五脏邪气，安志厌食。久服，强魂、聪明、轻身、不老，通神明。一名益智。生山谷。

《吴普》曰：龙眼，一名益智。《要术》：一名比目（《御览》）。

《名医》曰：其大者，似槟榔。生南海松树上。五月采，阴干。

案：《广雅》云：益智，龙眼也。刘达注《吴都赋》云：龙眼，如荔枝而小，圆如弹丸，味甘，胜荔枝，苍梧、交址、南海、合浦，皆献之，山中之家亦种之。

松萝

味苦平。主嗔怒邪气，止虚汗、头风，女子阴寒、肿病。一名女萝。生山谷。

《名医》曰：生熊耳山。

案：《广雅》云：女萝，松萝也。《毛诗》云：茑与女萝。《传》云：女萝、菟丝，松萝也。陆玑云：松萝，自蔓松上，枝正青，与菟丝异。

卫矛

味苦寒。主女子崩中下血，腹满汗出，除邪，杀鬼毒、虫注。一名鬼箭。

生山谷。

《吴普》曰：鬼箭，一名卫矛。神农、黄帝、桐君：苦，无毒。叶，如桃如羽，正月、二月、七月采，阴干。或生田野（《御览》）。

《名医》曰：生霍山。八月采，阴干。

案：《广雅》云：鬼箭，神箭也。陶弘景云：其茎有三羽，状如箭羽。

合欢

味甘平。主安五脏，利心志（《艺文类聚》作和心志，《御览》作和心气）。令人献乐无忧。久服，轻身、明目、所欲。生山谷。

《名医》曰：生益州。

案：《唐本》注云：或曰合昏，欢、昏，音相近。《日华子》云：夜合。

上木，中品一十七种，旧同。

兽（中品）

白马茎

味咸平。主伤中脉绝，阴不起，强志益气，长肌肉，肥健，生子。眼：主惊痫，腹满，疟疾，当杀用之。悬蹄：主惊邪，瘈，乳难，辟恶气、鬼毒、蛊注、不祥。生平泽。

《名医》曰：生云中。

鹿茸

味甘温，主漏下恶血，寒热，惊痫，益气强志，生齿不老。角，主恶创痈肿，逐邪恶气，留血在阴中。

《名医》曰：茸，四月、五月解角时取，阴干，使时躁。角，七月采。

牛角䚡

苦温下闭血瘀血疼痛,女人带下血。髓:补中填骨髓,久服增年。胆:可丸药。

案:《说文》云:䚡,角中骨也。

羖羊角

味咸温。主青盲明目,杀疥虫,止寒泄,辟恶鬼虎狼,止惊悸。久服安心益气轻身。生川谷。

《名医》曰:生河西。取无时。

案:《说文》云:羖夏羊。牝,曰羖。《尔雅》云:羊牝,羖。郭璞云:今人便以羏、羖羚,为黑白羊名。

牡狗阴茎

味咸平。主伤中,阴痿不起,令强热大生子,除女子带下十二疾⑩。一名狗精。胆:主明目。

《名医》曰:六月上伏取,阴干百日。

羚羊角

味咸寒。主明目,益气起阴,去恶血注下,辟蛊毒恶鬼不祥,安心气,常不魇寐。生川谷。

《名医》曰:生石城及华阴山,采无时。

案:《说文》云:羚,大羊而细角。《广雅》云:美皮,冷角。《尔雅》云;弘,羚大羊。郭璞云:羚羊,似羊而大,角园锐,好在山崖间。陶弘景云:《尔雅》名源羊。据《说文》云:莧,山羊细角也。《尔雅》云:羱,如羊。郭璞云:羱,似吴羊而大角。角椭,出西方。莧,即羱正字。然《本经》羚字,实羚字俗写,当以羚为是。《尔雅》释文引本草,作羚。

犀角

味苦寒。主百毒蛊疰,邪鬼瘴气⑪,杀钩吻⑫鸩羽⑬蛇毒,除邪,不迷惑魇寐。久服轻身。依元大德本。生山谷。

《名医》曰:生永昌及益州。

案:《说文》云:犀,南徼外牛,一角在鼻,一角在顶,似豕。《尔雅》云:犀,似豕。郭璞云:形似水牛,猪头大腹;痹脚,脚有三蹄,黑色;三角,一在顶上,一在鼻上,一在额上。鼻上者,即食角也。小而不椭,好食棘。亦有一角者。《山海经》云:琴鼓之山,多白犀。郭璞云:此与辟寒、蠲忿、辟尘、辟暑诸犀,皆异种也。《范子计然》云:犀角,出南郡,上价八千,中三千,下一千。

禽(中品)

燕屎

味辛平。主蛊毒鬼注,逐不祥邪气,破五癃,利小便。生平谷。

《名医》曰:生高山。

案:《说文》云:燕,元鸟也。尔口,布翅,枝尾,象形。作巢,避戊己,乙元鸟也。

齐鲁谓之乙,取其名自呼,象形。或作乱。《尔雅》云:燕乱。《夏小正》云:二月来降,燕乃睇。《传》云:燕,乙也,九月陟元鸟,蛰。《传》云:元鸟者,燕也。

天鼠屎

味辛寒。主面痈肿,皮肤洗洗时痛,肠中血气,破寒热积聚,除惊悸。一名鼠法,一名石肝。生山谷。

《名医》曰:生合浦。十月、十二月取。

案:李当之云:即伏翼屎也。李云:天鼠,《方言》一名仙鼠。

案:今本《方言》云:或谓之老鼠,当为天字之误也。

虫鱼(中品)

猬皮

味苦平。主五痔阴蚀,下血赤白,五色血汁不止[14],阴肿痛引腰背,酒煮杀之。生川谷。

《名医》曰:生楚山田野。取无时。

案:《说文》云:蠹,似豪猪者,或作猬。《广雅》云:虎王,猬也。《尔雅》云:汇,毛刺。郭璞云:今谓状似鼠。《淮南子·说山训》云:鹊矢中猬。

露蜂房

味苦平。主惊痫,寒热邪气,疾,鬼精蛊毒,肠痔。火熬之,良。一名蜂肠。生山谷。

《名医》曰:一名百穿,一名蜂。生牂柯。七月七日采,阴干。

案:《淮南子·氾论训》云:蜂房不容卵。高诱云:房巢也。

鳖甲

味咸平。主心腹癥瘕坚积寒热,去痞息肉,阴蚀痔恶肉。生池泽。

《名医》曰:生丹阳,取无时。

案:《说文》云:鳖,甲虫也。

蟹

味咸寒。主胸中邪气热结痛,㖞面肿。败漆[15],烧之致鼠[16]。生池泽。

《名医》曰:生伊芳洛诸水中,取无时。

案:《说文》云:蟹,有二敖八足旁行,非蛇鳝之穴无所庇。或作,蛫蟹也。《荀子·勤学扁》云:蟹,六跪而二螯,非蛇蜒之穴无所寄托。《广雅》云:

晡蟹,蜎也。《尔雅》云:蜎蜎,小者。郭璞云:或曰即蝤蛑也,似蟹而小。

蚱蝉

味咸寒。主小儿惊痫、夜啼,病,寒热。生杨柳上。

《名医》曰:五月采,蒸干之。

案:《说文》云:蝉以旁鸣者,蜩蝉也。《广雅》云:蜻蛄,蝉也;复育,蜕也。旧作蚱蝉。《别录》云:蚱者,鸣蝉也。壳,一名楉蝉。又名伏蜟,案:蚱,即柞字。《周礼·考工记》云:侈,则柞。郑元云:柞,读为咋咋然之咋,声大外也。《说文》云:诸,大声也,音同柞,今据作柞。柞蝉,即五月鸣蜩之蜩。《夏小正》云:五月良蜩鸣。《传》:良蜩也,五采具。《尔雅》云:蜩,蜋蜩。《毛诗》云:如蜩。《传》云:蜩,蝉也。《方言》云:楚,谓之蜩;宋、卫之间,谓之螗蜩;陈郑之间,谓之蜋蜩;秦、晋之间,谓之蝉;海岱之间,谓之崎。《论衡》云:蝉,生于复育,开背而出。而《玉篇》云:蚱蝉,七月生。陶弘景:音蚱作笮,云痖蝉,是为《月令》人寒蝉,《尔雅》所云矣,《唐本》注非之也。

蛴螬

味咸微温。主恶血血瘀痹气,破折血在胁下坚满痛,月闭,目中淫肤,青翳白膜。一名蟥蛴。生平泽。

《名医》曰:一名蟹齐,一名勃齐。生河内人家积粪草中。取无时。反行者,良。

案:《说文》云:畜、蛴螬也;蝤,蝤蛴也;蝎,蝤蛴也。《广雅》云:蛭蛒,蜰蝴,地蚕,蠹蟥,蛴螬。《尔雅》云:蟥,蛴螬。郭璞云:在粪土中。又蝤蛴,蝎。郭璞云:在木中。今虽通名蝎,所在异。又蝎,蛣蜎。郭璞云:木中囊虫。蝎,桑蠹,郭璞云:即拮掘。《毛诗》云:领如蝤蛴。《传》云:蝤蛴,蝎虫也。《方言》云:蛴螬,谓之蟥。自关而东,谓之蝤蛴,或谓之蚕蝎,梁益之间,谓之蛒,或谓之蝎,或谓之蛭蛒;秦晋之间,谓之蠹,或谓之天蝼。

《列子·天瑞篇》云:乌足根为蛴螬。《博物志》云:蛴螬以背行,快于足用。《说文》无蟥字,当借蟹为之。声相近,字之误也。

乌贼鱼骨

味咸微温。主女子漏下赤白经汁，血闭，阴蚀肿痛，寒热症瘕，无子。生池泽。

《名医》曰：生东海。取无时。

案：《说文》云：鯽，乌鯽，鱼名，或作鰂。《左思赋》有乌贼。刘逵注云：乌贼鱼，腹中有墨。陶弘景云：此是鸓乌所化作，今其口脚具存，犹相似尔。

化作，今其口脚具存，犹相似尔。

白僵蚕

味咸平。主小儿惊痫夜啼，去三虫，减黑斯，令人面色好，男子阴疡病。生平泽。

《名医》曰：生颍川。四月取自死者。

案：《说文》云：蚕任丝也。《淮南子·说林训》云：蚕，食而不饮，二十二日而化。

《博物志》云：蚕三化，先孕而后交。不交者，亦生子，子后为，皆无眉目，易伤，收采亦薄。《玉篇》作僵蚕，正当为僵，旧作殭，非。

蛇鱼甲

味辛微温。主心腹癥瘕伏坚，积聚寒热，女子崩中下血五色，小腹阴中相引痛，疮疥死肌（陈藏器云：鮀鱼合作龟字，本经作鮀鱼之别名，已出本经。今以鼍为蛇非也，宜改为鼍字）。生池泽。

《名医》曰：生南海。取无时。

案：《说文》云：鳝，鱼石，皮可为鼓。鼍蜥，水虫似蜥，易长大。陶弘景云：蛇，即鼍甲也。

樗鸡

味苦平。主心腹邪气，阴痿，益精强志，生子，好色、补中、轻身。生川谷。

《名医》曰：生河内樗树上。七月采，曝干。

案：《广雅》云：樗鸠，樗鸡也。《尔雅》云：翰，天鸡。李巡云：一名酸鸡。郭璞云：小虫，黑身赤头，一名莎鸡，又曰樗鸡。《毛诗》云：六月莎鸡振羽。陆玑云：莎鸡，如蝗而斑色，毛翅数重，某翅正赤，或谓之天鸡。六月中，飞而振羽，索索作声。幽州人谓之蒲错，是也。

蛞蝓

味咸寒。主贼风喎僻，轶筋及脱肛，惊痫挛缩。一名陵蠡。生池泽。

《名医》曰：一名土蜗，一名附蜗。生大山及阴地沙石垣下。八月取。

案：《说文》云：蝓，虎蝓也。蠃，一名虎蝓。《广雅》云：蠡蠃，蜗牛，蛞蝓也。《中山经》云：青要之山，是多仆累。郭璞云：仆累，蜗牛也。《周礼》鳖人，祭祀供蠃。郑云：蠃，蛞蝓。《尔雅》云：蚹蠃，蛞蝓。郭璞云：即蜗牛也。《名医》曰：别出蜗牛条，非。

旧作蛞，《说文》云所无。据《玉篇》云：蛞，蛞东，知即活东异文，然则当为活。

石龙子

味咸寒。主五癃邪结气，破石淋下血，利小便水道。一名蜥蜴。生川谷。

《吴普》曰：石龙子，一名守宫，一名石蝪，一名石龙子（《御览》）。

《名医》曰：一名山龙子，一名守宫，一名石蝪。生平阳及荆山石间。五月取，着石上，令干。

案：《说文》云：蜥，虫之蜥蜴也。易，蜥易，蝘蜓，守宫也，象形。蝘在壁，曰蝘蜓；在草，曰蜥易，或作蝘、蚖、荣蚖蛇：医以注鸣者。《广雅》云：蛤蚧，蛗蝘，蚗蚭，蜥蜴也。《尔雅》云：蝾螈，蜥蜴；蜥蜴，蝘蜓；蝘蜓，守宫也。《毛诗》云：胡为虺蜴。《传》云：蜴，螈也。陆玑云：虺蜴，一名蝾螈，蜴也，或谓之蛇医，如蜥蜴，青绿色，大如指，形状可恶。《方言》云：守宫，秦晋、西夏谓之守宫，或谓之庐蜥蜴，或谓之蜥易，其在泽中者，谓之易蜴；南楚谓之蛇医，或谓之蝾螈；东齐、海岱谓之蝾螈；北燕谓之祝蜒；桂林之中,守宫大者而能鸣,谓之蛤蚧。

木虻

味苦平。主目赤痛,伤泪出,瘀血血闭,寒热酸,无子。一名魂常。生川泽。

《名医》曰:生汉中。五月取。

案:《说文》云:虻,啮人飞虫。《广雅》云:蠹蝱,虻也,此省文。《淮南子·齐俗训》云:水蚤,为螅荒。高诱云:青蛉也。又《说文训》云:虻,散积血。

蜚虻

味苦微寒。主逐瘀血,破下血积、坚痞症瘕、寒热,通利血脉及九窍。生川谷。

《名医》曰:生江夏。五月取。腹有血者,良。

蜚廉

味咸寒。主血瘀(《御览》引云:逐下血)、症坚、寒热,破积聚,喉咽痹,内寒,无子。生川泽。

《吴普》曰:蜚廉虫,神农、黄帝云:治妇人寒热(《御览》)。

《名医》曰:生晋阳及人家屋间。立秋采。

案:《说文》云:蟹,卢蟹也。蜚,臭虫,负蟹也。蟹、目蟹也。《广雅》云:飞蟹,飞蠊也。《尔雅》云:蜚,蟹。郭璞云:即负盘臭虫。《唐本》注云:汉中人食之下气,名曰石姜,一名卢蟹,一名负盘,占作蠊。据刑昺疏引此作廉。

䗪虫

味咸寒。主心腹寒热洗洗,血积症瘕,破坚,下血闭,生子大良。一名土鳖。生川泽。

《名医》曰:一名土鳖。生河东及沙中、人家墙壁下、土中湿处。十月,曝干。

案:《说文》云:蠇虫,属螫,目螫也。《广雅》云:负螫,蠇也。《尔雅》云:草虫,负螫。郭璞云:常羊也。《毛诗》云:喓喓草虫。《传》云:草虫,常羊也。陆玑云:小大长短如蝗也。奇音,青色,好在茅草中。

伏翼

味咸平。主目瞑,明目,夜视有精光。久服,令人喜乐,媚好无忧。一名蝙蝠。生川谷。

《吴普》曰:伏翼,或生人家屋间。立夏后,阴干,治目冥,令人夜视有光(《艺文类聚》)。

《名医》曰:生太山及人家屋间。立夏后采,阴干。

案:《说文》云:蝙,蝙蝠也;蝠,蝙蝠,服翼也。《广雅》云:伏翼,飞鼠,仙鼠,㕡嚧也。《尔雅》云:蝙蝠,服翼。《方言》云:蝙蝠,自关而东,谓之伏翼,或谓之飞鼠,或谓之老鼠,或谓之仙鼠;自关而西,秦陇之间,谓之蝙蝠;北燕谓之㟙蝬。李当之云:即天鼠。

果(中品)

梅实

味酸平。主下气,除热、烦、满,安心,肢体痛,偏枯不仁,死肌,去青黑志,恶疾。生川谷。

《吴普》曰:梅实(《大观本草》作核),明目,益气(《御览》)、不饥(《大观本草》引《吴氏本草》)。

《名医》曰:生汉中。五月采,火干。

案:《说文》云:檬,干梅之属,或作㯕。某,酸果也。以梅为楠。《尔雅》云:梅楠。郭璞云:似杏,实酢,是以某注梅也。《周礼》:笾人馈食,笾,其实干檬。郑云:干檬,干梅也。有桃诸、梅诸,是其干者。《毛诗》疏云:梅暴为腊,羹臛世中,人含之,以香口(《大观本草》)。

上果,中品一种。旧同。

米谷（中品）

大黄豆卷

味甘平。主湿痹筋挛膝痛。生大豆：涂痈肿。煮汁饮，杀鬼毒止痛。证类本草注云：先附大豆黄卷条下，今分条。赤小豆：主下水，排痈肿脓血（别录云：大小豆共条，犹如葱薤义也。图经云：赤小豆旧与大豆同条，苏恭分之）。

《吴普》曰：大豆黄卷，神农、黄帝、雷公：无毒。采无时。去面黯。得前胡、乌啄、杏子、牡蛎、天雄、鼠屎，共蜜和，佳。不欲海藻、龙胆。此法，大豆初出黄土芽是也。生大豆，神农、岐伯：生、熟，寒。九月采。杀乌豆毒，并不用元参。

粟米

味咸微寒。主养肾气，去胃、脾中热，益气。陈者，味苦，主胃热，消渴，利小便（《大观本草》作黑字，据《吴普》增）。

《吴普》曰：陈粟，神农、黄帝：苦，无毒。治脾热、渴。粟，养肾气（《御览》）。

案：《说文》云：粟，嘉谷实也。孙炎注《尔雅》粢稷云：粟也，今关中人呼小米为粟米，是。

黍米

味甘温。主益气补中，多热、令人烦（《大观本》作黑字，据《吴普》增）。

《吴普》曰：黍，神农：甘，无毒。七月取，阴干。益中补气（《御览》）。

案：《说文》云：黍，禾属而粘者。以大暑而种，故谓之黍。孔子曰：黍，可为酒，禾入水也。《广雅》云：粢，黍稻，其采谓之禾。《齐氏要术》引记胜之书曰：黍，忌丑。又曰：黍，生于巳，壮于酉，长于戌，老于亥，死于丑，恶于丙午，忌于丑寅卯。按：黍，即糜之种也。

上米、谷，中品三种。旧二种，大、小豆为二，无粟米、黍米。今增。

菜（中品）

蓼实

味辛温。主明目温中，耐风寒，下水气，面目浮肿，痈疡。马蓼，去肠中蛭虫，轻身。生川泽。

《吴普》曰：蓼实，一名天蓼，一名野蓼，一名泽蓼（《艺文类聚》）。

《名医》曰：生雷泽。

案：《说文》云：蓼，辛菜，蔷虞也。蔷，蔷虞，蓼。《广雅》云：荭，茏，蘬，马蓼孔。

《尔雅》云：墙虞，蓼。郭璞云：虞蓼，泽蓼。又荭，茏古。其大者，归。郭璞云：俗呼荭草为茏鼓，语转耳。《毛诗》云：隰有游龙。《传》云：龙，红草也。陆玑云：一名马蓼，叶大而赤色，生水中，高丈余，又以薅杀蓼。《传》云：蓼，水草也。

葱实

味辛温。主明目，补中不足。其茎可作汤，主伤寒寒热，出汗，中风面目肿。

薤，味辛，温。主金创，创败，轻身、不饥、耐老。生平泽。

《名医》曰：生鲁山。

案：《说文》云：薤，菜也，叶似韭。《广雅》云：韭，薤，荞，其华谓之菁。《尔雅》云：（左上占左下贝右上又右下韭）鸿荟。郭璞云：即薤菜也。又，劲山贲。陶弘景云：葱薤异物，而今共条。《本经》既无韭，以其同类，故也。

水苏

味辛微温。主下气，辟口臭，去毒，辟恶。久服，通神明、轻身、耐老。生池泽。

《吴普》曰：芥蒩，一名水苏，一名劳祖（《御览》）。

《名医》曰：一名鸡苏，一名劳祖，一名芥蒩，一名芥苴。生九真，七月采。

案：《说文》云：苏，桂荏也。《广雅》云：芥蒩，水苏也。《尔雅》云：苏，桂，荏。

郭璞云：苏，荏类，故名桂荏。《方言》云：苏，亦荏也。关之东西，或谓之苏，或谓之荏；周郑之间，谓之公贲；沅湘之南，谓之䔃，其小者，谓之䉤葇。按：䉤葇，即香薷也。亦名香菜。《名医》别出香薷条，非。今紫苏、薄荷等，皆苏类也。《名医》俱别出之。

📖 注 释

①胜五兵：胜过五种兵器。五兵即戈、殳、戟、酋矛、夷矛。

②产乳：谓通下乳汁。

③洗洗酸消：洗洗，同洒洒，有如水激皮肤感觉冷凛之状。酸消，谓肌肉酸楚消瘦。

④翳眇：目中有翳失明。

⑤五疸：五种黄疸的总称，即黄疸、谷疸、酒疸、女劳疸、黑疸。

⑥乳痓痛：乳部痉挛作痛。痓，同痉。

⑦十二水肿：十二经水肿。

⑧内衄：内出血。

⑨五劳六极：五劳，即心劳、肝劳、脾劳、肺劳、肾劳。六极，指六种劳伤虚损的病证，即筋极、骨极、血极、肉极、精极、气极。极，通"疲"，形容虚劳的程度达于极点。

⑩带下十二疾：指女子带脉以下的十二种疾病而言，如经水不利，少腹满痛，崩漏，瘕，带下五色等。

⑪瘴气：山林间湿热蒸郁之气，人触之即病。

⑫钩吻：一种有大毒的植物，误服可致死。

⑬鸩羽：一种有大毒的鸟羽，误服可致死。

⑭五色血汁不止：青、赤、黄、白、黑五色带下不止。

⑮败漆：使漆败，谓能胜漆毒。

⑯致鼠：使鼠从洞中出。

 译 文

玉石（中品）

⊙雄黄

味苦,性平。主治恶寒发热、鼠瘘颈肿流脓形成瘘管、恶疮、疽、痔、肌肤麻木坏死、谵语妄见等精神失常证,能除邪气、杀虫毒。炼制后食用,使人身体轻捷、精神爽快。雄黄又叫黄金石。

⊙石流黄

味酸,性温。主治妇人阴蚀疮、疽、痔等,去瘀血,坚强筋骨,并治疗头秃疮,能化解金、银、铜、铁奇硬之物。

⊙雌黄

味辛,性平。主治恶疮、头秃疮、痂疥疮,能杀毒虫、虱子以疗身痒,祛邪气并解诸毒。炼制后久服,使人身体轻捷、增年不老。

⊙水银

味辛,性寒。主治疥疮、瘘疮、痂结疮疡、白秃疮,可杀灭皮肤中虱虫,堕胎除热。水银有杀金、银、铜、锡毒的化学作用,熔化之后能还原为丹,久服长寿不死。

⊙石膏

味辛,性微寒。主治外感中风恶寒发热、心下气逆作喘发惊、口干舌燥、呼吸困难、腹痛坚硬、神昏谵语、金刃疮伤,可使产妇通下乳汁。

⊙磁石

味辛,性寒。主治周身痹痛、风湿阻滞四肢、关节疼痛、不可持物、肌肤寒冷酸楚、瘦削无力,能除大热烦满,以及耳聋。磁石又叫玄石。

神农本草经白话精解

⊙凝水石

味辛,性寒。主治身热、皮肤如火烧、腹中邪气积聚、胸中烦满。含水饮服。久服令人不饥。凝水石又叫白水石。

⊙阳起石

味咸,性微温。主治女子崩中、漏下,能破子宫中瘀血及癥瘕结气,治疗寒热腹痛、不孕证、阳痿不举,可补不足。阳起石又叫白石。

⊙孔公孽

味辛,性温。主治伤食不化、邪气结聚所致恶疮、疽、瘘、痔等,能通利九窍、通下乳汁。

⊙殷孽

味辛,性温。主治烂伤瘀血、泄痢、寒热、鼠瘘颈疮溃脓、癥瘕邪气结聚。殷孽又叫姜石。

⊙铁精

性平。功能明目。能化铜。

⊙理石

味辛,性寒。主治身热,可清利胃肠、清解烦躁、益精明目、破除积聚、去蛔、赤、蛲三虫。理石又叫立制石。

⊙长石

味辛,性寒。主治身热、四肢厥冷,有通利小便、舒通血脉的作用,可明目,去眼翳治失明,下蛔、赤、蛲三虫,杀蛊毒。久服使人不饥饿。长石又叫方石。

⊙肤青

味辛,性平。主治心腹刺痛下血的蛊毒证,以及菜肉中虫蛇诸毒、恶疮。

草（中品）

⊙干姜

味辛，性温。主治胸闷胀满、咳嗽气喘、风湿痹痛、下痢脓血，有温中、止血、发汗的作用。生姜的疗效尤佳。久服可去除臭恶之气，使神清气爽。

⊙枲耳实

味甘，性温。主治风寒头痛、风湿阻滞周身痹痛、四肢拘挛疼痛、肌肤麻木不仁。久服可增益气力、耳聪目明、身强体健。枲耳实又叫胡枲、地葵。

⊙葛根

味甘，性平。主治消渴、身大热、呕吐、各种痹证，有化生津液、解毒的作用。葛谷：主治十年以上的久痢。葛根又叫鸡齐根。

⊙栝楼根

味苦，性寒。主治消渴、身热、胸中烦满大热，有补虚生津、调和脾胃的作用，可续补肌肉绝伤。栝楼根又叫地楼。

⊙苦参

味苦，性寒。主治心腹邪气结聚所致癥瘕、积聚、黄疸、小便余沥不尽，能逐水气、消痈肿、补中明目止泪。苦参又叫水槐、苦蘵。

⊙当归

味甘，性温。主治咳嗽、气喘、温疟、肌肤发寒发热、妇女漏红、不孕、恶性疮疡、金刃疮，煮服。当归又叫干归。

⊙麻黄

味苦，性温。主治外感中风及伤寒头痛、温疟，有解表发汗、祛邪除热的作用，能止咳嗽、气喘，消除恶寒发热，破除证结积聚。麻黄又叫龙沙。

神农本草经 白话精解

⊙通草

味辛,性平。主要作用是去恶下虫,除去脾胃邪滞所致发寒发热、通利九窍、舒通血脉、关节,使人记忆力增强。通草又叫附支。

⊙芍药

味苦,性平。主治邪气阻滞腹痛,可除血痹、破症积寒热及疝瘕、止痛、利小便、益气。

⊙蠡实

味甘,性平。主治皮肤发热恶寒,可除胃中邪热之气,治疗风寒湿痹,能强筋坚骨,使人食欲增强。久服身体轻快。花和叶:能去白虫。蠡实又叫剧草、三坚、豕首。

⊙瞿麦

味苦,性寒。主治大小便关格不通、膀胱热结的小便癃闭不通,能拔刺使出、决痈肿使溃破、明目去翳、破胎使堕下,并治疗闭经。瞿麦又叫巨句麦。

⊙元参

味苦,性微寒。主治腹中积聚发寒发热、女子生产哺乳期所患的疾病,可滋补肾气,使人目光明亮。元参又叫重台。

⊙秦艽

味苦,性平。主治邪气侵袭恶寒发热、寒湿风痹、四肢关节疼痛,能下水气利小便。

⊙百合

味甘,性平。主治邪气阻滞腹胀心痛,有通利大小便、补中益气的作用。

⊙知母

味苦,性寒。主治内热消渴,可除邪热,治疗肢体浮肿,能下水气,并能益气、补其不足。知母又叫蚳母、连母、野蓼、地参、水参、水浚、货母、蝭母。

⊙贝母

味辛,性平。主治外感伤寒内热烦躁、小便淋沥不尽、邪气所致疝瘕、喉痹、乳汁不通、金疮、风痉。贝母又叫空草。

⊙白芷

味辛,性温。主治女人漏红、赤白带下、经闭、阴肿、恶寒发热、风邪侵袭头目流泪,有润泽肌肤、助长肌肉的作用,可作面脂。白芷又叫芳香。

⊙淫羊藿

味辛,性寒。主治阳痿、阴茎受伤、茎中疼痛,能利小便、益气力、强精神。淫羊藿又叫刚前。

⊙黄芩

味苦,性平。主治发热、黄疸、下痢脓血、经闭、恶疮、疽、蚀疮、火热疮疡,清热燥湿逐水。黄芩又叫腐肠。

⊙狗脊

味苦,性平。主治腰背强直、关节不利、周身寒湿痹痛、膝关节痛,更有利于老人。狗脊又叫百枝。

⊙石龙芮

味苦,性平。主治风寒湿痹、心腹邪气阻滞,可舒利关节、止烦除满。久服使人身体轻捷、目光明亮、年轻不老。石龙芮又叫鲁果能、地椹。

⊙茅根

味甘,性寒。主治劳伤、身体虚弱消瘦,可补中益气,并有活血化瘀、治疗寒热闭经、通利小便的作用。苗:具有利下小便水气的作用。茅根又叫兰根、茹根。

⊙紫菀

味苦,性温。主治咳嗽、气喘、胸内邪气结聚发寒发热,能祛蛊毒、治疗下肢痿躄软弱无力,使五脏和谐安宁。

⊙紫草

味苦,性寒。主治心腹间有邪气结聚、各种黄疸,可补中益气、通利九窍、使水道畅通。紫草又叫紫丹、紫芙。

⊙败酱

味苦,性平。主治暴热、火热赤疮、疥疮瘙痒、疽、痔以及因骑马过久而致马鞍热疮。败酱又叫鹿肠。

⊙白鲜

味苦,性寒。主治头风、黄疸、咳嗽、小便淋沥不尽、女子阴中肿痛、湿痹、肌肤麻木、肢体屈伸不利、行走起止困难。

⊙酸酱

味酸,性平。主治内热、胸中烦闷,有安神益气、通利水道的作用,治疗难产,可吞食酸酱的果实,立刻生产。酸酱又叫醋浆。

⊙紫参

味苦、辛,性寒。主治心腹积聚、邪气阻滞、发寒发热,能通利九窍、通下大小便。紫参又叫牡蒙。

⊙藁本

味辛,性温。主治妇女疝瘕、阴中肿胀寒痛、腹中拘急,并能治疗风头痛,使肌肤生长、颜色和悦。藁本又叫鬼卿、地新。

⊙石韦

味苦,性平。主治劳伤复感邪气所致发热、小便癃闭不通,有通利小便水道的作用。石韦又叫石䖴。

⊙萆薢

味苦,性平。主治腰背疼痛强直、风寒湿痹、关节及周身痹痛、恶疮不愈、发热。

⊙白薇

味苦,性平。主治突然中风、身热、肢体烦满、神昏、狂躁、邪气惑心、恶寒发热、肢体酸疼、温疟发作有时。

⊙水萍

味辛,性寒。主治突然发热、身痒,可下除水气、解酒、止消渴、使须发生长。久服可使人身体轻捷。水萍又叫水花。

⊙王瓜

味苦,性寒。主治消渴、瘀血痹阻于内、月经闭止、恶寒发热、肢体酸疼,可益气使耳聋自愈。王瓜又叫土瓜。

⊙地榆

味苦,性微寒。主治妇女乳房抽痛、为七情所伤而致带下疾病,能止痛、止汗、疗金疮、除腐恶之肉。

⊙海藻

味苦,性寒。主治瘿瘤结气、颈核肿大,可破结散气,并治疗痈肿、瘕痕、疝气坚硬、腹中肠鸣、十二经水肿。海藻又叫落首。

⊙泽兰

味苦,性微温。主治产妇内出血、中风所致病证、水肿腹部肿大、身面四肢浮肿、关节肿大、金疮痛肿流脓。泽兰又叫虎兰、龙枣。

⊙防己

味辛,性平。主治风寒外感、温疟、发热、痫证,能除邪清热、通下大小便。防己又叫解离。

⊙款冬花

味辛,性温。主治咳嗽、气喘经常发作、喉痹、惊痫、邪气所致恶寒发热。款冬花又叫橐吾、颗冻、虎须、菟奚。

⊙牡丹

味辛,性寒。主治恶寒发热、中风手足抽搐、痉证、惊痫,能祛除邪气、破除证结瘀血、肠胃留滞不通、安宁五脏,并治疗痈、疮等。牡丹又叫鹿韭、鼠姑。

⊙马先蒿

味苦,性平。主治寒热鬼疰、外感中风、湿痹、女子带下病、不孕证。马先蒿又叫马屎蒿。

⊙积雪草

味苦,性寒。主治肌肤大热、恶疮、痈疽、浸淫疮、赤疮熛热、皮肤红赤发热。

⊙女菀

味辛,性温。主治风寒侵袭皮肤发冷、霍乱腹痛、下痢肠鸣、惊痫、多种寒热疾病。

⊙王孙

味苦,性平。主治五脏邪气结聚、寒湿痹痛、四肢酸痛、膝部冷痛。

⊙蜀羊泉

味苦,性微寒。主治头秃疮、恶疮发热、疥疮痂结、瘙痒、虫癣。

⊙爵床

味咸,性寒。主治腰背疼痛、不能着力上床、俯仰艰难,有清热的作用,可作浴汤。

⊙假苏

味辛,性温。主治发热恶寒、鼠瘘颈疮、瘰疬流脓,能破结聚气滞、活血化瘀,并治疗湿痹。假苏又叫鼠蓂。

⊙翘根

味甘,性寒。主要功效有下气泄热、益养阴精、使人面色和悦美好、明目。久服身体轻捷、延缓衰老。

木(中品)

⊙桑根白皮

味甘,性寒。主治五脏、筋骨气血等劳伤、身体消瘦、崩中下血、脉气绝,可补虚益气。桑叶:主治发热恶寒,可发汗。桑木上的黑木耳:主治女子漏红、赤白带下。汁:主治血病、癥瘕、积聚、阴部疼痛、阴伤寒热、不孕证。桑木及楮、槐、榆、柳五种木耳都叫做檽,具有益气充饥、健体强身的作用。

⊙竹叶

味苦,性平。主治咳嗽、气喘、筋急、恶疮,能杀小虫。竹根:可作热汤,有益气补虚、止渴下气的作用。竹汁:主治风痓。竹实:可益气,使人神清气爽、身轻体健。

⊙吴茱萸

味辛,性温。主要有温中下气、止痛的作用,主治咳嗽、发热恶寒、血痹,能祛风、除湿、开腠理。根:能杀灭蛔、赤、蛲三虫。吴茱萸又叫藙。

⊙卮子

味苦,性寒。主治五脏邪气内聚、胃中热气蒸腾的面红赤、酒鼻、白癞、赤癞等癣疥性皮肤病、疮疡。厄子又叫木丹。

⊙芜荑
味辛,性平。主要有祛除五脏内结聚的邪气,消散皮肤关节中温邪走毒,去蛔、赤、蛲三虫,化食消导的作用。芜荑又叫无姑、蕨瑭。

⊙枳实
味苦,性寒。主治风行皮肤中起小疙瘩、极痒难忍,功能退寒热、散结气、止下痢、长肌肉、调和五脏、增益气力、使身体轻捷。

⊙厚朴
味苦,性温。主治外感中风、伤寒所致的头痛、恶寒发热、惊恐心悸不宁、气血痹阻、肌肤麻木,能去蛔、赤、蛲三虫。

⊙秦皮
味苦,性微寒。主治风寒湿痹、皮肤寒冷,能清热,除去目中青翳白膜。久服头发不白、身体轻快。

⊙秦萩
味辛,性温。具有祛除风邪、温中、逐除寒痹、坚齿泽发、明目的功效。久服身体轻捷、颜色美好、延缓衰老、增年益寿、神气清爽。

⊙山茱萸
味酸,性平。主治心下邪气所致恶寒发热,功能温中,逐除寒湿痹痛,去蛔、赤、蛲三虫。久服身体轻快。山茱萸又叫蜀枣。

⊙紫葳
味酸,性微寒。主治妇女产后疾病、崩中下血、癥瘕闭经、寒热消瘦,有养胎的作用。

⊙猪苓
味甘,性平。主治疟疾、蛊毒、鬼疰等传染病,具有解毒、辟除秽浊之气、通水道利小便的作用。久服使人身体轻快、延缓衰老。猪苓又叫豭猪屎。

⊙白棘
味辛，性寒。主治心腹疼痛、痈肿溃破流脓，有止痛之效。白棘又叫棘针。

⊙龙眼
味甘，性平。功能祛除五脏邪气、安神定志、治疗厌食证。久服精神强旺、耳目聪明、身体轻松、年轻不老、神智清明。龙眼又叫益智。

⊙松萝
味苦，性平。主治邪气亢逆、嗔怒无制，可止虚汗、头风，以及女子阴寒肿痛。松萝又叫女萝。

⊙卫矛
味苦，性寒。主治女子崩中下血、腹胀满、汗自出，有除邪解毒的作用，治疗蛊毒、鬼疰等传染性疾病。卫矛又叫鬼箭。

⊙合欢
味甘，性平。具有安和五脏、宁养心志、使人欢乐无忧的作用。久服可健身明目，遂人心愿。

兽（中品）

⊙白马茎
味咸，性平。主治脏腑之气受伤、脉气绝、下阴不足，具有强健体魄、益气力、长肌肉、使人肥健、有生育能力的作用。马眼：主治惊痫、腹胀满、疟疾，应当杀马取眼使用。马悬蹄：主治因惊致邪或因邪致惊、肢体抽搐、乳汁困难、蛊疰等病，能辟除邪恶秽浊之气。

⊙鹿茸

味甘,性温。主治漏下恶血、寒热惊痫,具有益气强志、使齿骨生长、延缓衰老的作用。鹿角:主治恶疮、痈肿,能逐除邪恶之气、阴道中的瘀血。

⊙牛角䚡

主治闭经、瘀血疼痛、女人带下血。牛髓:功能补中、填益骨髓,久服可增加年寿。牛胆:可制作丸药。

⊙羖羊角

味咸,性温。主治青盲,可明目,还能杀疥虫、止寒性下利、辟除恶邪、止惊悸。久服养心益气、使身体轻松。

⊙牡狗阴茎

味咸,性平。主治脏气受伤、阳痿不举,能壮元阳、使生育,并能治疗女子带下诸证。牡狗阴茎又叫做狗精。牡狗胆:功能明目。

⊙羚羊角

味咸,性寒。具有明目、益气、使阴茎勃起、逐去瘀血、辟除蛊毒秽恶之气、安养心气、使睡眠安神的作用。

⊙犀角

味苦,性寒。主治感染秽毒之气所致蛊毒、瘰疬等传染性疾病,能祛邪除瘴,杀钩吻、鸩羽、蛇毒,宁心安神,使神智清楚。久服身体轻快。

禽(中品)

⊙燕屎

味辛,性平。主治鬼疰、蛊毒,能驱逐秽浊不正的邪气,治疗癃闭,可通利小便。

⊙天鼠屎

味辛,性寒。主治颜面痛肿、皮肤寒热、时时作痛,可使腹中血气通利、破除积聚、定惊止悸。天鼠屎又叫鼠法、石肝。

虫鱼(中品)

⊙猬皮

味苦,性平。主治多种痔疮、阴蚀疮、下血、赤白带下、颜色混杂不清、滴沥不止、阴肿痛并牵引腰背作痛。用酒煮杀刺猬使用。

⊙露蜂房

味苦,性平。主治惊痫、瘛疭、寒热、癫疾、蛊毒、肠痔,能辟除秽邪。用火熬制为佳。露蜂房又叫蜂肠。

⊙鳖甲

味咸,性平。主治心腹癥瘕、痞积坚硬、发作寒热、赘生息肉、阴蚀疮、痔疮、肌肉腐溃。

⊙蟹

味咸,性寒。主治胸中邪热结聚作痛、口眼歪斜、颜面肿。蟹能败漆,使化为水;烧之可使鼠从洞中出。

⊙蚱蝉

味咸,性寒。主治小儿惊痫、夜啼、癫病、寒热。蚱蝉生在杨柳树上。

⊙蛴螬

味咸,性微温。主治瘀恶之血、痹阻之气,破除胁下折伤瘀血所致坚满疼痛、月经闭止,并治疗目肤淫烂、目生青翳、白膜等证。蛴螬又叫蟥蛴。

⊙乌贼鱼骨

味咸,性微温。主治女子漏下赤白、血少经闭、阴蚀肿痛、寒热癥瘕、不孕证。

⊙白僵蚕

味咸,性平。主治小儿惊痫、夜啼,能去三虫、灭黑斑、使人面色美好,并治疗男子阴部疡伤。

⊙蛇鱼甲

味辛,性微温。主治心腹癥瘕、积聚坚硬内伏、发作寒热、女子崩中下血、带下赤白混杂五色、小腹及阴中牵引作痛、疮疡、疥疮、肌肤麻木坏死。

⊙樗鸡

味苦,性平。主治心腹邪气结聚,能益精强志、起阳痿、使生子,有补中的作用,使颜色美好、身体轻捷。

⊙蛞蝓

味咸,性寒。主治中风口眼歪斜、筋脉拘急以及脱肛、惊痫、肢体挛缩等证。蛞蝓又叫陵蠡。

⊙石龙子

味咸,性寒。主治邪气内结、小便癃闭不通,能破石淋、下瘀血、通水道、利小便。石龙子又叫蜥蜴。

⊙木虻

味苦,性平。主治目赤疼痛、目眦受伤流泪、瘀血经闭、寒热酸楚、不孕证。木虻又叫魂常。

⊙蜚虻

味苦,性微寒。功能活血化瘀,破下血积、坚痞、癥瘕,消除寒热,通利血脉及九窍。

⊙蛰廉
味咸,性寒。主治血瘀积聚、证结坚硬、发寒发热、喉咽闭阻、宫寒不孕。

⊙䗪虫
味咸,性寒。主治心腹寒热、血积癥瘕,能破坚下血通闭,使人生育的功效很大。䗪虫又叫地鳖。

⊙伏翼
味咸,性平。主治目瞑畏光,可明目,使夜视清晰。久服令人欢喜乐观、无忧无虑、颜色姣媚美好。伏翼又叫蝙蝠。

果(中品)

⊙梅实
味酸,性平。功能下气除热,治疗胸中烦满、心神不宁、肢体疼痛、偏枯半身不遂、感觉麻木不仁,能去除青黑痣及腐恶肉。

米谷(中品)

⊙大豆黄卷
味甘,性平。主治湿痹、筋脉拘挛、膝痛。生大豆:涂敷痈肿。煮汁饮服,能解毒止痛。赤小豆:功能利下水湿、排除痈肿脓血。

⊙粟米
味咸,微寒。主治养肾气,去胃脾中热,益气。陈者,味苦,主胃热,消渴,利小便。

⊙黍米
味甘,性温。主治益气补中。治泻痢,烦渴,吐逆,咳嗽,胃痛,小儿鹅口疮,烫伤。

菜(中品)

⊙蓼实

味辛,性温。具有明目、温中、祛风散寒、利下水气的作用,主治面目浮肿、痛肿疮疡。马蓼:去除肠中蛭虫,使人身体轻快。

⊙葱实

味辛,性温。功能明目、补益脏腑中气。葱茎:可作热汤,主治外感伤寒发热恶寒,有发汗的作用,并治疗风邪侵袭面目浮肿。

⊙水苏

味辛,性微温。功能下气降逆、除口臭、解毒辟秽。久服可使人神清气爽、身体轻捷、延年不老。

卷三 下经

玉石 (下品)

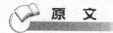 原 文

⚘ 石灰

味辛温。主疽疡疥瘙，热气，恶疮癞疾(依元大德本)，死肌堕眉，杀痔虫，去黑子息肉。一名恶灰。生山谷。

《名医》曰：一名希疢。生中山。

按：恶灰，疑当为垩灰。希、石，声之缓急。

⚘ 礜石

味辛大热。主寒热鼠瘘蚀疮，死肌风痹，腹中坚癖邪气(此三字依纲目补)。一名青分石，一名立制石，一名固羊石。出山谷。

《吴普》曰：白巩石，一名鼠乡。神农、岐伯：辛，有毒，桐君：有毒，黄帝：甘，有毒。

李氏云：或生魏兴，或生少室，十二月采(《御览》引云，一名太白，一名泽乳，一名食盐。又云：李氏大寒，主温热)。

《名医》曰：一名白巩石，一名太白石，一名泽乳，一名食盐，生汉中及少室，采无时。

案：《说文》云：礜，毒石也，出汉中。《西山经》云：皋涂之山，有白石焉，其名曰礜，可以毒鼠。《范子计然》云：礜石，出汉中。色白者，善。《淮南子·地形训》云：白天，九百岁，生白礜。高诱云：白礜，礜石也。又《说林训》云：人，食礜石而死；蚕，食之而肥。高诱云：礜石，出阴山。一曰能杀鼠。案：《西山经》云：毒鼠，即治鼠瘘也。

铅丹

味辛微寒。主吐逆胃反，惊痫癫疾，除热下气。炼化还成九光①，久服通神明。生平泽。

《名医》曰：一名铅华。生蜀郡。

案：《说文》云：铅，青金也。陶弘景云：即今熬铅所作黄丹也。

粉锡

味辛寒。主伏尸毒螫，杀三虫。一名解锡(御览七百十九解作鲜)。生山谷。

《名医》曰：生桂阳。

案：《说文》云：锡，银、铅之间也。

代赭石

味苦寒。主鬼疰贼风②蛊毒，杀精物恶鬼，腹中毒邪气，女子赤沃漏下。一名须丸。生山谷。

《名医》曰：一名血师，生齐国，赤红青色如鸡冠，有泽。染爪甲，不渝者，良。采无时。

案：《说文》云：赭，赤土也。《北山经》云：少阳之山，其中多美赭。《管子·地数篇》云：山上有赭者，其下有铁。《范子计然》云：石赭，出齐郡，赤色者，善；蜀赭，出蜀郡。

据《元和郡县志》云：少阳山在交城县，其地近代也。

戎盐

主明目目痛，益气，坚肌骨，去毒蛊。

大盐：令人吐(《御览》引云：主肠胃结热。《大观本》作黑字)。卤盐：味苦，寒，主大热，消渴狂烦，除邪及下蛊毒，柔肌肤(《御览》引云：一名寒石，明目益气)。生池泽(旧作三种，今并)。

《名医》曰：戎盐，一名胡盐。生胡盐山，及西羌、北地、酒泉、福禄城东南角。北海，青；南海，赤。十月采。大盐，生邯郸，又河东。卤盐，生河东盐池。

案:《说文》云:盐,咸也。古者宿沙初作煮海盐。卤,西方咸地也。从西省,象盐形,安定有卤县。东方,谓之斥;西方,谓之卤盐。河东盐池,袤五十一里,广七里,周百十六里。《北山经》云:景山南望盐贩之泽。郭璞云:即解县盐池也。今在河东猗氏县。案:在山西安邑运城。

白垩

味苦温。主女子寒热癥瘕,月闭积聚。生山谷。

《吴普》曰:白垩,一名白蟮(《一切经音义》)。

《名医》曰:一名白善。生邯郸。采无时。

案:《说文》云:垩,白涂也。《中山经》云:葱聋之山,是多白垩。

冬灰

味辛微温。主黑子,去肬息肉,疽蚀疥瘙。一名藜灰。生川泽。

《名医》曰:生方谷。

青琅玕

味辛平。主身痒,火疮痈伤,疥瘙死肌。一名石珠。生平泽。

《名医》曰:一名青珠,生蜀郡,采无时。

案:《说文》云:琅玕,似珠者,古文作。《禹贡》云:雍州贡与璆琳琅玕。郑云:琅玕珠也。

草(下品)

附子

味辛温。主风寒咳逆,邪气温中,金疮,破症坚积聚,血瘕,寒湿踒躄(御览痹躄见九百九十,拘挛膝痛,不能行步)。生山谷。

《吴普》曰：附子，一名莨，神农：辛；岐伯、雷公：甘，有毒；李氏：苦，有毒，大温。或生广汉。八月采。皮黑，肥白（《御览》）。

《名医》曰：生犍为及广汉东。月采，为附子；春采，为乌头（《御览》）。

案：《范子计然》云：附子，出蜀武都中。白色者，善。

乌头

味辛温。主中风恶风，洗洗出汗，除寒湿痹，咳逆上气，破积聚寒热。其汁煎之名射罔，杀禽兽。一名奚毒，一名即子，一名乌喙。生山谷。

《吴普》曰：乌头，一名莨，一名千狄，一名毒公，一名卑负（《御览》作果负），一名耿子。神农、雷公、桐君、黄帝：甘，有毒。正月始生，叶浓，茎方，中空，叶四四相当，与蒿相似。又云：乌喙，神农、雷公、桐君、黄帝：有毒；李氏：小寒，十月采，形如乌头，有两岐相合，如乌之喙，名曰乌喙也。所畏、恶、使，尽与乌头同。一名荝子，一名莨。神农、岐伯：有大毒；李氏：大寒。八月采，阴干。是附子角之大者，畏、恶与附子同（《御览》）。

《名医》曰：生郎陵。正月、二月采，阴干。长三寸以上，为天雄。

按：《说文》云：荝，乌喙也。《尔雅》云：芨，堇草。郭璞云：即乌头也，江东呼为堇。

《范子计然》云：乌头，出三辅中，白者，善。《国语》云：骊姬置堇于肉。韦昭云：堇，乌头也。《淮南子·主术训》云：莫凶于鸡毒，高诱云：鸡毒，乌头也。按：鸡毒，即奚毒，即子，即荝子侧子也，《名医》别出侧子条，非。

天雄

味辛温。主大风寒湿痹，历节痛，拘挛缓急，破积聚邪气，金疮，强筋骨，轻身健行。一名白幕。生山谷。

《名医》曰：生少室。二月采根，阴干。

案：《广雅》云：藕，奚毒，附子也。一岁，为荝子；二岁，为乌喙；三岁，为附子；四岁，为乌头；五岁，为天雄。《淮南子·缪称训》云：天雄，乌喙，药之凶毒也。良医以活人。

半夏

味辛平。主伤寒寒热，心下坚，下气，喉咽肿痛，头眩胸胀，咳逆肠鸣，止汗(依元大德本)。生山谷。

《吴普》曰：半夏，一名和姑，生微邱，或生野中。叶三三相偶，二月始生，白花、员，上(《御览》)。

《名医》曰：一名示姑。生槐里。五月、八月采根，曝干。

案：《月令》云：二月半夏生。《范子计然》云：半夏，出三辅。色白者善。《列仙传》云：赤松子服水玉以教神农。疑即半夏别名。

虎掌

味苦温。主心痛寒热，结气积聚，伏梁，伤筋痿拘缓，利水道。生山谷。

《吴普》曰：虎掌，神农、雷公：苦，无毒；岐伯、桐君：辛，有毒。立秋九月采之(《御览》引云：或生太山，或宛朐)。

《名医》曰：生汉中及冤句。二月、八月采，阴干。

案：《广雅》云：虎掌，瓜属也。

鸢尾

味苦平。主蛊毒邪气，鬼疰诸毒，破癥瘕积聚，去水，下三虫。生山谷。

《吴普》曰：鸢尾，治蛊毒(《御览》)。

《名医》曰：一名乌园。生九嶷山。五月采。

案：《广雅》云：鸢尾，乌萐，射干也(疑当作鸢尾，乌园也；乌萐，射干也。是二物)。《唐本》注云：与射干全别。

大黄

味苦寒。主下瘀血，血闭寒热，破癥瘕积聚，留饮宿食，荡涤肠胃，推陈致新，通利水谷，调中化食，安和五藏。生山谷。

《吴普》曰：大黄，一名黄良，一名火参，一名肤如，神农、雷公：苦，有毒;扁鹊:苦,无毒;李氏:小寒,为中将军。或生蜀郡北部,或陇西。二月花生,生黄赤叶,四四相当,黄茎高三尺许;三月,花黄;五月,实黑。三月采根,根有黄汁,切,阴干(《御览》)。

《名医》曰:一名黄良,生河西及陇西。二月、八月采根,火干。

案:《广雅》云:黄良,大黄也。

葶苈

味辛寒。主癥瘕积聚结气,饮食寒热,破坚逐邪,通利水道。一名大室,一名大适。生平泽及田野。

《名医》曰:一名下历,一名蒿。生藁城。立夏后,采实阴干。得酒,良。

案:《说文》云:蕇,亭历也。《广雅》云:狗荠、大室,亭苈也。《尔雅》云:蕇,亭历。郭璞云:实、叶皆似芥,《淮南子·缪称训》云:亭历愈张。《西京杂记》云:亭历,死于盛夏。

桔梗

味辛微温。主胸胁痛如刀刺,腹满肠鸣幽幽,惊恐悸气。生山谷。

《吴普》曰:桔梗,一名符扈,一名白芍,一名利如,一名梗草,一名卢如。神农、医和:苦,无毒;扁鹊、黄帝:咸;岐伯、雷公:甘,无毒;李氏:大寒。叶如荠苨,茎如笔管,紫赤。二月生(《御览》)。

《名医》曰:一名利如,一名房图,一名白药,一名梗草,一名荠苨。生嵩高及冤句。二、八月采根,曝干。

案:《说文》云:桔,桔梗,药名。《广雅》云:犁如,桔梗也。《战国策》云:今求柴胡,及之睾黍梁父之阴,则郄车而载耳。桔梗于沮泽,则累世不得一焉,《尔雅》云:苨,菧苨。郭璞云:荠苨。据《名医》云是此别名,下又出荠苨条,非,然陶宏景亦别为二矣。

莨菪子

味苦寒。主齿痛,出虫,肉痹拘急,使人健行见鬼。多食令人狂走。久服轻身,走及奔马,强志益力通神。一名横唐。生川谷。

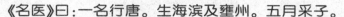

《名医》曰：一名行唐。生海滨及雍州。五月采子。

案：《广雅》云：蕊萍，蕳菪也。陶弘景云：今方家多作野狼蓎。旧作菪。案：《说文》云：无菪蓎字。《史记·淳于意传》云：淄川王美人怀子而不乳，引以莨荡药一撮。《本草图经》引作浪荡，是。

草蒿

味苦寒。主疥瘙痂痒，恶疮，杀虱(武进邹氏云虱当作虫)，留热在骨节间，明目。一名青蒿，一名方溃。生川泽。

《名医》曰：生华阴。

案：《说文》云：蒿，菣也；菣，香蒿也，或作䓹。《尔雅》云：蒿菣。郭璞云：今人呼青蒿香中炙啖者为菣。《史记·司马相如传》：庵䕡。注《汉书音义》曰：庵䕡，蒿也。陶弘景云：即今青蒿。

旋覆花

味咸温。主结气胁下满，惊悸，除水，去五藏间寒热，补中下气。一名金沸草，一名盛椹。生川泽。

《名医》曰：一名戴椹。生平泽。五月采花，晒干，二十日成。

案：《说文》云：蕧，盗庚也。《尔雅》云：获，盗庚。郭璞云：旋复似菊。

藜芦

味辛寒。主蛊毒咳逆，泄痢肠澼，头疡疥瘙恶疮，杀诸蛊毒，去死肌。一名葱苒。生山谷。

《吴普》曰：藜芦，一名葱葵，一名丰芦，一名蕙葵(《御览》引云：一名山葱，一名公苒)。神农、雷公：辛，有毒(《御览》引云：玄黄帝：有毒)；岐伯：咸，有毒；李氏：大寒，大毒；扁鹊：苦，有毒，大寒。叶、根小相连(《御览》引云：二月采根)。

《名医》曰：一名葱葵，一名山葱。生太山。三月采根，阴干。

案：《广雅》云：藜芦，葱葿也。《范子计然》云：藜芦，出河东，黄白者，善。《尔雅》云：茖，山葱，疑非此。

钩吻

味辛温。主金疮乳痓，中恶风，咳逆上气，水肿，杀鬼疰蛊毒。一名野葛。生山谷。

《吴普》曰：秦，钩肠，一名毒根，一名野葛。神农：辛；雷公：有毒，杀人。生南越山，或益州，叶如葛，赤茎大如箭、方，根黄。或生会稽东治，正月采(《御览》)。

《名医》曰：生傅高山及会稽东野。

案：《广雅》云：莨，钩吻也。《淮南子·说林训》云：蝮蛇螫人，敷以和堇，则愈。

高诱云：和堇，野葛，毒药。《博物志》云：钩吻毒，桂心、葱叶，沸，解之。陶弘景云：或云钩吻是毛茛。沈括《补笔谈》云：闽中人，呼为吻莽，亦谓之野葛；岭南人，谓之胡蔓；俗谓之断肠草。此草，人间至毒之物，不入药用。恐本草所出别是一物，非此钩吻也。

射干

味苦平。主咳逆上气，喉痹咽痛，不得消息③，散结气，腹中邪逆，食饮大热。一名乌扇，一名乌蒲。生川谷。

《吴普》曰：射干，一名黄远也(《御览》)。

《名医》曰：一名乌痓翣，一名乌吹，一名草姜。生南阳田野。三月三日采根，阴干。

案：《广雅》云：鸢尾，乌萐，射干也。《荀子·劝学篇》云：西方有木焉，名曰射干，茎长四寸。《范子计然》云：射干根如安定。

蛇合

味苦微寒。主惊痫寒热邪气，除热，金疮疽痔鼠瘘，恶疮头疡。一名蛇衔(唐本草注云：合字乃是含字。陶见误本，宜改为含，含衔义同，见古本草也)。生山谷。

《名医》曰：生益州。八月采，阴干。

按：《本草图经》云：或云是雀瓢，即是萝摩之别名。据陆玑云：芄兰，一名萝摩，幽州谓之雀瓢，则即《尔雅》藿，芄兰也。《唐本草》别出萝摩条，非。又，见女青。

❧ 恒山

(旧作常山，《御览》作恒山，是)

味苦寒。主伤寒，寒热，热发温疟，鬼毒，胸中痰结吐逆。一名互草。生川谷。

《吴普》曰：恒山，一名漆叶。神农、岐伯：苦；李氏：大寒；桐君：辛，有毒。二月、八月采。

《名医》曰：生益州及汉中。八月采根，阴干。

案：《后汉书·华佗传》云：佗授以漆叶青粘散；漆叶屑一斗，青粘十四两，以是为率，言久服去三虫，利五脏，轻体，使人头不白。

❧ 蜀漆

味辛平。主疟及咳逆寒热，腹中证坚痞结，积聚邪气，蛊毒鬼疰。生川谷。

《吴普》曰：蜀漆叶，一名恒山。神农、岐伯、雷公：辛，有毒；黄帝：辛；一经：酸。如漆叶蓝青相似，五月采(《御览》)。

《名医》曰：生江陵山及蜀汉中常山。苗也，五月采叶，阴干。

案：《广雅》云：恒山，蜀漆也。《范子计然》云：蜀漆，出蜀郡。

❧ 甘遂

味苦寒。主大腹疝瘕腹满，面目浮肿，留饮宿食，破证坚积聚，利水谷道。一名主田。生川谷。

《吴普》曰：甘遂，一名主田，一名白泽，一名重泽，一名鬼丑，一名陵藁，一名甘槁，一名甘泽。神农、桐君：苦，有毒；歧伯、雷公：有毒。须二月、八月采(《御览》)。

案：《广雅》云：陵泽，甘遂也。《范子计然》云：甘遂，出三辅。

神农本草经 白话精解

白敛

味苦平。主痈肿疽疮，散结气，止痛除热，目中赤，小儿惊痫温疟，女子阴中肿痛。一名菟核，一名白草。生山谷。

《名医》曰：一名白根，一名昆仑。生衡山，二月、八月采根，曝干。

案：《说文》云：莶，白莶也，或作蔹。《毛诗》云：蔹蔓于野。陆玑疏云：蔹，似栝蒌，叶盛而细，其子正黑，如燕薁，不可食也，幽人谓之乌服，其茎叶鬻以哺牛，除热。《尔雅》云：萰，菟荄。郭璞云：未详。据玉篇云：萰，白蔹也。经云：一名菟核，核与荄声相近，即此矣。

青葙子

味苦微寒。主邪气皮肤中热，风瘙身痒，杀三虫。子名草决明，疗唇口青。一名草蒿，一名萋蒿。生平谷。

《名医》曰：生道旁，三月三日采茎、叶，阴干；五月六日采子。

案：《魏略》云：初平中有青牛先生，常服青葙子。葙，当作箱字。

雚菌

味咸平。主心痛，温中，去长虫，白瘢④蛲虫，蛇螫毒，癥瘕诸虫。一名雚芦。生池泽。

《名医》曰：生东海及渤海、章武。八月采，阴干。

案：《尔雅》云：滇瀖，茵芝。《文选》注引作菌。《声类》云：滇瀖，茵芝也，疑即此雚菌，或一名滇，一名芝，未敢定之。

白及

（《御览》作芨）

味苦平。主痈肿恶疮败疽，伤阴死肌，胃中邪气，贼风鬼击，痱缓⑤不收。一名甘根，一名连及草。生川谷。

《吴普》曰：神农：苦；黄帝：辛；李氏：大寒；雷公：辛，无毒。茎叶似生姜、藜芦。十月花，直上，紫赤，根白连。二月、八月、九月采。

《名医》曰：生北山及冤句，及越山。

案：《隋羊公服黄精法》云：黄精，一名白芨，亦为黄精别名。今《名医》别出黄精条。

大戟

味苦寒。主蛊毒十二水，腹满急痛，积聚中风，皮肤疼痛，吐逆。一名邛钜。

《名医》曰：生常山。十二月采根，阴干。

案：《尔雅》云：荞，邛钜。郭璞云：今药草之戟也。《淮南子·缪尔训》云：大戟去水。

泽漆

味苦微寒。主皮肤热，大腹水气，四肢面目浮肿，丈夫阴气不足。生川泽。

《名医》曰：一名漆茎，大戟苗也。生太山。三月三日、七月七日采茎、叶，阴干。

案：《广雅》云：黍茎，泽漆也。

茵芋

味苦温。主五藏邪气，心腹寒热羸瘦如疟状，发作有时，诸关节风湿痹痛。生川谷。

《吴普》曰：茵芋，一名卑共。微温，有毒。状如莽草而细软（《御览》）。

《名医》曰：一名莞草，一名卑共，生太山。三月三日采叶，阴干。

贯众

味苦微寒。主腹中邪热气诸毒，杀三虫。一名贯节，一名贯渠，一名百头，一名虎卷，一名扁符。生山谷。

《吴普》曰：贯众，一名贯来，一名贯中，一名渠母，一名贯钟，一名柏芹，一名药藻，一名扁符，一名黄钟。神农、岐伯：苦，有毒；桐君、扁鹊：苦；

一经:甘,有毒;黄帝:咸,酸;一经:苦,无毒。叶黄,两两相对;茎,黑毛聚生。冬夏不老。四月花,八月实,黑聚相连,卷旁行生。三月、八月采根,五月采药(《御览》)。

《名医》曰:一名伯萍,一名药藻。此谓草鸱头。生元山及冤句、少室山。二月、八月采根,阴干。

案:《说文》云:苪草也。《广雅》云:贯节,贯众也。《尔雅》云:泺,费众。郭璞云:叶,圆锐;茎,毛黑。布地,冬夏不死。一名贯渠。又上云:扁苻,止。郭璞云:末祥。

据《经》云:一名篇符,即此也。《尔雅》当云:篇符,止;泺,贯众。

莞花

味苦寒。主伤寒温疟,下十二水,破积聚大坚癥瘕,荡涤肠胃中留癖饮食,寒热邪气,利水道。生川谷。

《名医》曰:生咸阳及河南中牟。六月采花,阴干。

牙子

味苦寒。主邪气热气,疥瘙恶疡疮痔,去白虫。一名狼牙。生川谷。

《吴普》曰:野狼牙,一名支兰,一名野狼齿,一名犬牙,一名抱子。神农、黄帝:苦,有毒;桐君:或咸;岐伯、雷公、扁鹊:无毒。生冤句。叶青,根黄赤,六月、七月花,八月实黑。正月、八月采根(《御览》)。

《名医》曰:一名野狼齿,一名野狼子,一名犬牙。生淮南及冤句。八月采根,曝干。

案:《范子计然》云:野狼牙,出三辅。色白者,善。

羊踯躅

味辛温。主贼风在皮肤中淫淫痛,温疟恶毒,诸痹。生川谷。

《吴普》曰:羊踯躅花,神农、雷公:辛,有毒。生淮南。治贼风、恶毒,诸邪气(《御览》)。

《名医》曰:一名玉支,生太行山及淮南山。三月采花,阴干。

案:《广雅》云:羊踯躅,英光也。《古今注》云:羊踯躅花,黄羊食之,则死;羊见之,则踯躅分散,故名羊踯躅。陶弘景云:花苗似鹿葱。

商陆

味辛平。主水胀疝瘕,痹熨,除痈肿,杀鬼精物。一名葛根,一名夜呼。生川谷。

《名医》曰:如人行者,有神。生咸阳。

案:《说文》:蓫草,枝枝相值,叶叶相当。《广雅》云:常蓼,马尾,商陆也。《尔雅》云:蓫薚,马尾。郭璞云:今关西亦呼为薚,江东为当陆。周易夬云:苋陆夬夫。郑元云:苋陆、商陆也,盖薚即俗字,商即假音。

羊蹄

味苦寒。主头秃疥瘙,除热,女子阴蚀。一名东方宿,一名连虫陆,一名鬼目。生川泽。

《名医》曰:名蓄。生陈留。

案:《说文》云:董草也,读若厘。藋,厘草也。芨,董草也。《广雅》云:董,羊蹄也。《毛诗》云:言采其蓫。陆德明云:本又作蓄。陆玑云:今人谓之羊蹄。陶弘景云:今人呼秃菜,即是蓄音之伪。《诗》云:言采其蓄。案:陆英,疑即此草之花,此草一名连虫陆,又陆英,即蒴藋,一名藋也。亦苦、寒。

萹蓄

味苦平。主浸淫疥瘙疽痔,杀三虫。生山谷。

《吴普》曰:萹蓄,一名蓄辩,一名萹蔓(《御览》)。

《名医》曰:生东莱。五月采,阴干。

案:《说文》云:萹,萹茿也,茿,萹也,蓫水萹,蓫,读若督。《尔雅》云:竹萹,蓄。郭璞云:似水藜,赤茎节。好生道旁。可食,又杀虫。《毛诗》云:绿竹猗猗。《传》云:竹,萹竹也。《韩诗》薄云:薄,萹茿也,《石经》同。

狼毒

味辛平。主咳逆上气，破积聚，饮食寒热，水气恶疮，鼠瘘疽蚀，鬼精益毒，杀飞鸟走兽。一名续毒。生山谷。

《名医》曰：生秦亭及奉高。二月、八月采根，阴干。

案：《广雅》云：野狼毒也（疑上脱续毒二字）。《中山经》云：大騩之山有草焉，其状如蓍而毛，青花而白实，其名曰猿，服之不夭，可以为腹病。

白头翁

味苦温(依卢本)。主温疟狂易寒热，癥瘕积聚瘿气，逐血止痛金疮。一名野丈人，一名胡王使者。生山谷。

《吴普》曰：白头翁，一名野丈人，一名奈河草。神农、扁鹊：苦，无毒。生嵩山川谷。破气狂寒热，止痛（《御览》）。

《名医》曰：一名奈河草，生高山及田野。四月采。

案：陶弘景云：近根处有白茸，状似人白头，故以为名。

鬼臼

味辛温(依元大德本)。主杀蛊毒鬼疰精物，辟恶气不祥，逐邪解百毒。一名爵犀，一名马目毒公，一名九臼。生山谷。

《吴普》曰：一名九臼，一名天臼，一名雀犀，一名马目公，一名解毒。生九真山谷及冤句，二月、八月采根（《御览》）。

《名医》曰：一名天臼，一名解毒，生九真及冤句，二月、八月采根。

羊桃

味苦寒。主熛热⑥身暴赤色，风水积聚，恶疡，除小儿热。一名鬼桃，一名羊肠。生川谷。

《名医》曰：一名苌楚，一名御弋，一名铫弋。生山林及田野，二月采，阴干。

案：《说文》云：苌，苌楚，铫弋，一名羊桃。《广雅》云：鬼桃、铫弋，羊桃也。《中山经》云：丰山多羊桃，状如桃而方，茎可以为皮张。《尔雅》云：长楚，姚铫。郭璞云：今羊桃也，或曰鬼桃。叶似桃；花白；子如小麦，亦似桃。《毛诗》云：隰有苌楚。《传》云：苌楚，铫弋也。

陆玑云：今羊桃是也，叶长而狭，花紫赤色，其枝、茎弱，过一尺，引蔓于草上。今人以为汲灌，重而善没，不如杨柳也。近下根，刀切其皮，着热灰中，脱之，可韬笔管。

女青

味辛平。主蛊毒，逐邪恶气，杀鬼温疟，辟不祥。一名雀瓢。《吴普》曰：女青，一名霍由祇。神农、黄帝：辛（《御览》）。

《吴普》曰：女青，一名霍由祇。神农、黄帝：辛（《御览》）。

《名医》曰：蛇衔根也。生朱崖，八月采，阴干。

案：《广雅》云：女青，乌葛也。《尔雅》云：，芄兰。郭璞云：蘿芄蔓生。断之，有白汁，可啖。《毛诗》云：芄兰之支。《传》云：芄，兰草也。陆玑云：一名萝摩。幽州人谓之雀瓢。《别录》云：雀瓢白汁，注虫蛇毒，即女青苗汁也。《唐本草》别出萝摩条，非。

连翘

味苦平。主寒热鼠瘘瘰疬，痈肿恶疮，瘿瘤结热，蛊毒。一名异翘，一名兰华，一名折根，一名轵，一名三廉。生山谷。

《名医》曰：一名折根，生太山，八月采，阴干。

案：《尔雅》云：连，异翘。郭璞云：一名连苕，又名连本草云。

闾茹

（《御览》作闾，是）

味辛寒。主蚀恶肉，败疮死肌，杀疥虫，排脓恶血，除大风热气，善忘不乐。生川谷。

《吴普》曰：闾茹，一名离楼，一名屈居。神农：辛；岐伯：酸、咸，有毒；李氏：大寒。二月采。叶圆黄，高四、五尺。叶四四相当。四月花黄，五月实黑、根黄，有汁，亦同黄。三月、五月采根。黑头者，良（《御览》）。

《名医》曰：一名屈据，一名离娄，生代郡。五月采，阴干。

案：《广雅》云：屈居，芦茹也。《范子计然》云：闾茹，出武都。黄色者，善。

乌韭

味甘寒。主皮肤往来寒热，利小肠膀胱气。生山谷石上。

案：《广雅》云：昔邪，乌韭也，在屋，曰昔邪；在墙，曰垣衣。《西山经》云：萆荔，状如乌韭。《唐本》注云：即石衣也，亦名石苔，又名石发。按：《广雅》又云：石发，石衣也，未知是一否。

鹿藿

味苦平。主蛊毒，女子腰腹痛不乐，肠痈瘰疬疡气。生山谷。

《名医》曰：生汶山。

案：《说文》云：藋，鹿藿也，读若剽。《广雅》云：藋，鹿藿也。《尔雅》云：蔨，鹿藿。其实，茇。郭璞云：今鹿豆也。叶似大豆，根黄而香，蔓延生。

蚤休

味苦微寒。主惊痫，摇头弄舌，热气在腹中，癫疾，痈疮阴蚀，下三虫，去蛇毒。一名蚩休。生川谷。

《名医》曰：生山及冤句。

案：郑樵云：蚤休，曰螫休，曰重楼金绵，曰重台，曰草甘遂，今人谓之紫河车。服食家所用，而茎叶亦可爱。多植庭院间。

石长生

味咸微寒。主寒热恶疮大热，辟鬼气不祥。一名丹草。生山谷。

《吴普》曰：石长生，神农：苦；雷公：辛；一经：甘。生咸阳（《御览》）。

《名医》曰：生咸阳。

陆英

味苦寒。主骨间诸痹，四肢拘挛疼酸，膝寒痛，阴痿，短气不足，脚肿。生川谷。

《名医》曰：生熊耳及冤句。立秋采。又曰：蒴藋，味酸，温，有毒。一名堇（今本误作堇），一名芨。生田野。春夏采叶；秋冬采茎、根。

案：《说文》云：堇草也。读若厘。芨，堇草也，读若急。藋，厘草也。《广雅》云：盆，陆英莓也。《尔雅》云：芨堇草。《唐本》注陆英云：此物，蒴藋是也。后人不识，浪出蒴藋条。今注云：陆英，味苦、寒，无毒；蒴藋，味酸、温，有毒，既此不同。难谓一种，盖其类尔。

荩草

味苦平。主久咳上气喘逆，久寒惊悸，痂疥白秃疡气，杀皮肤小虫。生川谷。

《吴普》曰：王刍，一名黄草。神农、雷公曰：生太山山谷。治身热邪气，小儿身热气（《御览》）。

《名医》曰：可以染黄，作金公，生青衣。九月、十月采。

案：《说文》云：荩草也。菉，王刍也。《尔雅》云：菉，王刍。郭璞云：菉，蓐也，今呼鸱脚莎。《毛诗》云：绿竹猗猗。《传》云：菉，王刍也。《唐本》注云：荩草，俗名蓐草，《尔雅》所谓王刍。

牛扁

味苦微寒。主身皮疮热气，可作浴汤，杀牛虱小虫，又疗牛病。生川谷。

《名医》曰：生桂阳。

案：陶弘景云：太常贮，名扁特，或名扁毒。

夏枯草

味苦辛寒。主寒热瘰疬，鼠瘘头疮，破证散瘿结气，脚肿湿痹，轻身。

一名夕句,一名乃束。生川谷。

《名医》曰:一名燕面。生蜀郡。四月采。

芫花

味辛温。主咳逆上气,喉鸣、喘,咽肿、短气,蛊毒、鬼疟,疝瘕、痈肿,杀虫鱼。一名去水。生川谷。

《吴普》曰:芫花,一名去水,一名败花,一名儿草根,一名黄大戟。神农、黄帝:有毒;扁鹊、岐伯:苦;李氏:大寒。二月生,叶青,加浓则黑。华有紫、赤、白者。

三月实落尽,叶乃生。三月、五月采花。芫花根,一名赤芫根。神农、雷公:苦,有毒。生邯郸,九月、八月采,阴干。久服,令人泄。可用毒鱼(《御览》,亦见《图经》节文)。

《名医》曰:一名毒鱼,一名杜芫。其根,名蜀桑,可用毒鱼。生淮源。三月三日采药,阴干。

案:《说文》云:芫,鱼毒也。《尔雅》云:芫,鱼毒。郭璞云:杬,大木。子,似栗,生南方,皮浓,汁赤,中藏卵果。《范子计然》云:芫花,出三辅。《史记·仓公传》:临淄女子病蛲瘕,饮以芫花一撮,出蛲可数升,病已。颜师古注《急就篇》云:郭景纯说,误耳。其生南方,用藏卵果,自别一杬木,乃左思所云绵杬杶栌者耳,非毒鱼之杬。

上草,下品四十九种。旧四十八种,考木部芫华宜入此。

木（下品）

巴豆

味辛温。主伤寒温疟寒热,破痈瘕结聚坚积,留饮痰癖,大腹水胀,荡练五藏六府,开通闭塞,利水谷道,去恶肉,除鬼毒蛊疰邪物,杀虫鱼。一名巴椒。生川谷。

《吴普》曰:巴豆,一名巴菽,神农、岐伯、桐君:辛,有毒;黄帝:甘,有毒;李氏:主温热寒。叶如大豆。八月采(《御览》)。

《名医》曰：生巴郡，八月采，阴干，用之，去心皮。

案：《广雅》云：巴菽，巴豆也。《列仙传》云：元俗饵巴豆。《淮南子·说林训》云：鱼食巴菽而死，人食之而肥。

蜀椒

味辛温。主邪气咳逆，温中，逐骨节皮肤死肌，寒湿痹痛，下气。久服之头不白，轻身增年。生川谷。

《名医》曰：一名巴椒，一名蓎藙。生武都及巴郡。八月采实，阴干。

案：《范子计然》云：蜀椒，出武都。赤色者，善。陆玑云：蜀人作茶，又见秦椒，即《尔雅》檓。陶弘景云：俗呼为樛。

皂荚

味辛咸温。主风痹死肌，邪气风头泪出，利九窍，杀精物。生川谷。

《名医》曰：生雍州及鲁邹县。如猪牙者，良。九月、十月采，阴干。

案：《说文》云：荚，草实。《范子计然》云：皂荚，出三辅。上价一枚一钱。《广志》曰：鸡栖子，皂荚也（《御览》）。皂，即草省文。

柳华

味苦寒。主风水，黄疸，面热黑。一名柳絮。叶主马疥痂疮。实主溃痈逐脓血。子汁疗渴。依明万历本。生川泽。

《名医》曰：生琅邪。

案：《说文》云：柳，小杨也；柽，河柳也，杨木也。《尔雅》：柽，河柳。郭璞云：今河旁赤茎小杨，又旄泽柳。郭璞云：生泽中者，又杨，蒲柳。郭璞云：可以为箭，《左传》所谓董泽之蒲。《毛诗》云：无折我树杞。《传》云：杞，木名也。陆玑云：杞，柳属也。

楝实

味苦寒。主温疾伤寒，大热烦狂，杀三虫疥疡，利小便水道。生山谷。

《名医》曰：生荆山。

案：《说文》云：楝，木也。《中山经》云：其实如楝。郭璞云：楝，木名。子如指头，白而粘，可以浣衣也。《淮南子·时则训》云：七月，其树楝。高诱云：楝实，凤凰所食，今雒城旁有楝树。实，秋熟。

郁李仁

味酸平。主大腹水肿，面目四肢浮肿，利小便水道。根主齿断肿，龋齿，坚齿。一名爵李。生坚齿川谷。

《吴普》曰：郁李，一名雀李，一名车下李，一名棣（《御览》）。

《名医》曰：一名车下李，一名棣。生高山及邱陵上。五月、六月采根。

案：《说文》云：棣，白棣也。《广雅》云：山李，雀其郁也。《尔雅》云：常棣，棣。郭璞云：今关西有棣树，子如樱桃，可食。《毛诗》云：六月食郁。《传》云：郁，棣属。刘稹《毛诗·义问》云：常棣之树，高五、六尺；其实大如李，正赤，食之甜。又《诗》云：常棣之花。《传》云：常棣，棣也。陆玑云：奥李，一名雀李，一曰李下李，所在山中皆有。其花，或白或赤，六月中熟大，子如李子，可食。沈括《补笔谈》云：晋宫阁铭曰：华林园中有车下李，三百一十四株，奥李一株。

莽草

味辛温。主风头，痈肿，乳肿，疝瘕，除结气，疥瘙，杀虫鱼。生山谷。

《吴普》曰：莽草，一名春草。神农：辛；雷公、桐君：苦，有毒。生上谷山谷中或宛句。五月采。治风（《御览》）。

《名医》曰：一名葞，一名春草。生上谷及宛句。五月采叶，阴干。

案：《中山经》云：朝歌之山有草焉，名曰莽草，可以毒鱼。又山有木焉，其状如棠而赤，叶可以毒鱼。《尔雅》云：葞，春草。郭璞云：一名芒草。《本草》云：《周礼》：翦氏掌除蠹物，以莽草熏之。《范子计然》云：莽草，出三辅者，善。陶弘景云：字亦作两。

雷丸

味苦寒。主杀三虫，逐毒气，胃中热，利丈夫，不利女子。作摩膏，除小儿百病。生山谷。

《吴普》曰：雷丸，神农：苦；黄帝、岐伯、桐君：甘，有毒；扁鹊：甘，无毒；李氏：大寒（《御览》引云：一名雷实。或生汉中。八月采）。

《名医》曰：一名雷矢，一名雷实。生石城及洽中土中。八月采根，曝干。

案：《范子计然》云：雷矢，出汉中。色白者，善。

桐叶

味苦寒。主恶蚀疮著阴。皮主五痔，杀三虫。花主傅猪疮，饲猪肥大三倍。生山谷。

《名医》曰：生桐柏山。

案：《说文》云：桐，荣也；梧，梧桐木，一名梓。《尔雅》云：榇梧，郭璞云：今梧桐。又荣桐木，郭璞云：即梧桐。《毛诗》云：梧桐生矣。《传》云：梧桐，柔木也。

梓白皮

味苦寒。主热，去三虫。叶捣傅⑦猪疮，饲猪肥大三倍。生山谷。

《名医》曰：生河内。

案：《说文》云：梓，楸也，或作榟，椅梓也。楸，梓也；槶，楸也。《尔雅》云：槐，小叶曰榎。郭璞云：槐，为楸楸；当细叶者，为榎；又大而榎，楸。郭璞云：老乃皮粗散，者为楸。又椅梓，郭璞云：即楸。《毛诗》云：椅，桐梓漆。《传》云：椅，梓属。

陆玑云：梓者，楸之疏理白色而生子者，梓、梓关；桐皮，曰椅。

石南

味辛平（依前后文例，与卢本合）。主养肾气，内伤阴衰⑧，利筋骨皮毛。实杀蛊毒，破积聚，逐风痹。一名鬼目。生山谷。

《名医》曰：生华阴。二月、四月采实，阴干。

✿ 黄环

味苦平。主蛊毒鬼疰鬼魅，邪气在藏中，除咳逆寒热。一名凌泉，一名大就。生山谷。

《吴普》曰：蜀，黄环，一名生刍，一名根韭。神农、黄帝、岐伯、桐君、扁鹊：辛；一经：味苦，有毒。二月生。初出正赤，高二尺；叶黄，员端、大茎，叶有汗，黄白。五月实员，三月采根。根黄，从理如车辐。解治蛊毒（《御览》）。

《名医》曰：生蜀郡。三月采根，阴干。

案：《蜀都赋》有黄环。刘逵云：黄环，出蜀郡。沈括《补笔谈》云：黄环，即今朱藤也。天下皆有，叶如槐，其花穗悬紫色如葛，花可作菜食，火不熟，亦有小毒。京师人家园圃中，作大架种之，谓之紫藤花者，是也。

✿ 溲疏

味辛寒。主身皮肤中热，除邪气，止遗溺，可作浴汤。生山谷及田野、故邱虚地。

《名医》曰：一名巨骨，生熊耳山，四月采。

案：李当之云：溲疏，一名杨栌，一名牡荆，一名空疏，皮白，中空，时时有节。子似枸杞。子冬日熟，色赤，味甘、苦。

✿ 鼠李

主寒热瘰疬疮。生田野。

《吴普》曰：鼠李，一名牛李（《御览》）。

《名医》曰：一名牛李，一名鼠梓，一名啤。采无时。

案：《说文》云：楰，鼠梓木。《尔雅》云：鼠梓。郭璞云：楸属也，今江东有虎梓。《毛诗》云：北山有楰。《传》云：楰，鼠梓。据《名医》名鼠梓，未知是此否？《唐本》注云：一名赵李，一名皂李，一名乌槎。

✿ 药实根

味辛温（依前后文例，与卢本合）。主邪气诸痹疼酸，续绝伤，补骨髓。一名连木。生山谷。

《名医》曰：生蜀郡。采无时。

案：《广雅》云：贝父，药实也。

栾华

味苦寒。主目痛泪出伤眦，消目肿。生川谷。

《名医》曰：生汉中。五月采。

案：《说文》云：栾木，似栏。《山海经》云：云雨之山，有木名栾，黄木赤枝青叶，群帝焉取药。《白虎通》云：诸侯墓树柏；大夫栾；土，槐。沈括《补笔谈》云：栾有一种，树生，其实可作数珠者，谓之木栾，即本草栾花是也。

蔓椒

味苦温。主寒湿痹，历节疼，除四肢厥气膝痛。一名家椒。生川谷及邱家间。

《名医》曰：一名猪椒，一名彘椒，一名狗椒。生云中。采茎、根，酿酒。

案：陶弘景云：俗呼为樛，以椒小，不香尔。一名稀椒。可以蒸病出汗也。

上木，下品一十七种。旧十八种，今移芫花入草。

兽（下品）

豚卵

味甘温。主惊痫癫疾，鬼疰蛊毒，除寒热贲豚，五癃，邪气挛缩。一名豚颠。悬蹄：主五痔伏热在肠，肠痈内蚀。

案：《说文》云：豦，小豕也。从彑省，象形，从又，持肉以给祭祀，篆文作豚。《方言》云：猪，其子或谓之豚，或谓之豯。吴扬之间，谓之猪子。

麋脂

味辛温。主痈肿恶疮,死肌,寒风湿痹,四肢拘缓不收,风头肿气,通腠理。一名宫脂。生山谷。

《名医》曰:生南山及雀淮南边。十月取。

案:《说文》云:麋,鹿属,冬至解其角。《汉书》云:刘向以为:麋之为言,迷也。盖牝兽之淫者也。

鼺鼠

主堕胎,令产易。生平谷。

《名医》曰:生山都。

案:《说文》云:鼺,鼠形,飞走且乳之鸟也。籀文作鸓。《广雅》云:。鸓鸭飞鸓也。

陶弘景云:是鼯鼠,一名飞生见。《尔雅》云:鼯鼠,夷由也。旧作鼺,非。

六畜⑨毛蹄甲

味咸平。主鬼疰蛊毒,寒热惊痫,癫痉。狂走,骆驼毛尤良。

案:陶弘景云:六畜,谓马、牛、羊、猪、狗、鸡也;蹄,即蹢省文。

虫鱼（下品）

虾蟆

味辛寒。主邪气,破症坚血,痈肿阴疮,服之不患热病。生池泽。

《名医》曰:一名蟾蜍,一名鼃,一名去甫,一名苦。生江湖。五月五日取,阴干。东行者,良。

案:《说文》云:虾,虾蟆也;蟆,虾蟆也;鼀,虾蟆也;蚁,虾蟆也,蝈,詹诸也。其鸣詹诸；其皮蠢蠢；其行，或作。

蟾，詹诸也。《夏小正》传云：蟾也者，长股也，或曰屈造之属也。《诗》曰：得此，言其行电，鼋，詹诸，以鸣者。虾蟆也。郭璞云：似虾蟆，居陆地。《淮南》谓之去蚊。又蝗蟆，郭璞云：蛙类。《周礼》云：蝈氏。郑司农云：蝈，读为蟾。蟾，虾蟆也。元谓蝈，今御所食蛙也。《月令》云：仲夏之月，反舌无声。蔡邕云：今谓之虾蟆。薛君《韩诗》注云：戚放蟾蜍。高诱注《淮南子》云：蟾，蟾也。又蝈，虾蟆也。又蟾蜍，虾蟆。又鼓造，一曰虾蟆。《抱朴子·内篇》云：或问，魏武帝曾收左元放而桎梏之，而得自然解脱，以何法乎？《抱朴子》曰：以自解去父血。

❧ 马刀

味辛微寒。主漏下赤白，寒热，破石淋，杀禽兽贼鼠。生池泽。

《吴普》曰：马刀，一名齐蛤。神农、岐伯、桐君：咸，有毒；扁鹊：小寒，大毒。生池泽、江海。采无时也（《御览》）。

《名医》曰：一名马蛤。生江湖及东海。采无时。

案：《范子计然》云：马刀，出河东。《艺文类聚》引《本经》云：文蛤，表有文。又曰马刀，一曰名蛤，则岂古本与文蛤为一邪？

❧ 蛇蜕

味咸平。主小儿百二十种惊痫，瘛疭癫疾，寒热肠痔，虫毒蛇痫，火熬之良。一名龙子衣，一名蛇符，一名龙子单衣，一名弓皮。生川谷及田野。

《吴普》曰：蛇蜕，一名龙子单衣，一名弓皮，一名蛇附，一名蛇筋，一名龙皮，一名龙单衣（《御览》）。

《名医》曰：一名龙子皮。生荆州。五月五日、十五日取之，良。

案：《说文》云：它，虫也。从虫而长，象冤，曲尾形。或作蛇蜕，蛇蝉所解皮也。

《广雅》云：蝮蜻蜕也。《中山经》云：来山多空夺。郭璞云：即蛇皮脱也。

蚯蚓

味咸寒。主蛇瘕，去三虫、伏尸、鬼注、蛊毒，杀长虫。仍自化作水。生平土。

《吴普》曰：蚯蚓，一名白颈螳蟧，一名附引（《御览》）。

《名医》曰：一名土龙。二月取，阴干。

案：《说文》云：螾，侧行者，或作蚓，蟓蟧也。《广雅》云：蚯蚓，蜿，引无也。

《尔雅》云：螼蚓，堅蚕。郭璞云：即蟺也，江东呼寒蚓，旧作蚯，非。《吕氏春秋》、《淮南子》邱蚓出，不从虫。又《说文训》云：螾，无筋骨之强。高诱注：螾，一名蜷也。旧又有白颈二字，据《吴普》古本当无也。

蠮螉

味辛平。主久聋咳逆毒气，出刺出汗。生川谷。

《名医》曰：一名土蜂。生熊耳及祥柯，或人屋间。

案：《说文》云：嬴，蒲卢，细要土蜂也。或作螺嬴，螺，嬴也。《广雅》云：土蜂，蠮螉也。《尔雅》：土蜂。《毛诗》云：螟蛉有子，螺嬴负之。《传》云：螺嬴，蒲卢也。《礼记》云：夫政也者，蒲卢也。郑云：蒲卢，果嬴，谓土蜂也。《方言》云：蜂，其小者，谓之蠮螉，或谓之蚴蚬。《说文》无蠮字，或当为医。

蜈蚣

味辛温。主鬼疰蛊毒，啖诸蛇虫鱼毒，杀鬼物老精温疟，去三虫。生川谷。

《名医》曰：生大吴江南。赤头足者，良。

案：《尔雅》云：蝍蛆，吴公也。

水蛭

味咸平。主逐恶血，瘀血月闭，破血瘕积聚，无子，利水道。生池泽。

《名医》曰：一名蚑，一名至掌。生雷泽。五月、六月采，曝干。

案：《说文》云：蛭，虮也；蝑，蛭蝑，至掌也。《尔雅》云：蛭虮。郭璞云：今江东呼水中蛭虫入人肉者，为虮。又蛭蝑、至掌，郭璞云：未详，据《名医》，即蛭也。

斑猫

味辛寒。主寒热鬼疰蛊毒，鼠瘘恶疮，疽蚀死肌，破石癃。一名龙尾。生川谷。

《吴普》曰：斑猫，一名斑蚝，一名龙蚝，一名斑苗，一名胜发，一名盘蝥，一名晏青。神农：辛；岐伯：咸；桐君：有毒；扁鹊：甘，有大毒。生河内川谷，或生水石。

《名医》曰：生河东。八月取，阴干。

案：《说文》云：蟜，蟜蝥，毒虫也。《广雅》云：蟜蝥，晏青也。《名医》别出芫青条，非。芫、晏，音相近也。旧作猫，俗字。据吴氏云：一名斑苗，是也。

贝子

味咸平。主目翳，鬼疰蛊毒，腹痛下血，五癃，利水道，烧用之良。生池泽。

《名医》曰：一名贝齿。生东海。

案：《说文》云：贝，海介虫也。居陆，名飙；在水，名蜬，象形。《尔雅》云：贝小者，蜻。郭璞云：今细贝，亦有紫色，出日南。又蜻，小而椭。郭璞云：即上小贝。

石蚕

味咸寒。主五癃，破石淋，堕胎。肉：解结气，利水道，除热。一名沙虱。生池泽。

《吴普》曰：石蚕，亦名沙虱。神农、雷公：酸，无毒。生汉中。治五淋，破随内结气，利水道，除热（《御览》）。

《名医》曰：生江汉。

案：《广雅》云：水虱，也。《淮南万毕术》云：沙虱，一名蓬活，一名地脾。《御览》虫豸部引李当之云：类虫，形如老蚕。生附石。《广志》云：皆虱，虱色赤，大过蚖。

雀瓮

味甘平。主小儿惊痫，寒热结气，蛊毒鬼疰。一名躁舍。

《名医》曰：生汉中。采，蒸之。生树枝间，蚝虫房也。八月取。

案：《说文》云：蚝，蚝斯黑也。《尔雅》云：螺，蚝虫。郭璞云：載属也。今青州人呼为蚝虫。按：《本经》名为雀瓮者，瓮与蛹，音相近，以其如雀子，又如茧虫之蛹，因呼之。

蜣螂

味咸寒。主小儿惊痫瘈疭，腹胀寒热，大人癫疾狂易。一名蛣蜣，火熬之良。生池泽。

《名医》曰：生长沙。五月五日取，蒸，藏之。

案：《说文》云：蜣，渠蜣。一曰天杜。《广雅》云：天杜，蜣螂也。《尔雅》云：蛣蜣，蜣螂。郭璞云：黑甲虫，啖粪土。《玉篇》：蜣、螂同。《说文》无蜣字。渠蜣，即蛣蜣，音之缓急。

蝼蛄

味咸寒。主产难，出肉中刺，溃痈肿，下哽噎，解毒，除恶疮。一名蟪蛄，一名天蝼，一名蟄。夜出者良。夜出者良，生平泽。

《名医》曰：生东城。夏至取，曝干。

案：《说文》云：蠹，蝼蛄也；蝼，蝼蛄也；蛄，蝼蛄也。《广雅》云：炙鼠、津姑、蝼蛖、蟓蛉、蛞蝼、蝼蛄也。《夏小正》云：三月，蟄则鸣。蟄，天蝼也。《尔雅》云：蟄，天蝼。郭璞云：蝼蛄也。《淮南子·时则训》云：孟夏之月，蝼蝈鸣。高诱云：蝼，蝼蛄也。

《方言》云：蛄诣，谓之杜格；蝼蛞，谓之蝼蛞，或谓之蟓蛉。南楚谓之杜狗，或谓之蟖蝼。

陆玑《诗疏》云：《本草》又谓蝼蛄为石鼠，今无文。

马陆

味辛温。主腹中大坚证,破积聚,息肉,恶疮,白秃。一名百足。生川谷。

《吴普》曰:一名马轴(《御览》)。

《名医》曰:一名马轴。生元菟。

案:《说文》云:蠲,马蠲也。从虫、皿,益声;勹象形。明堂《月令》曰:腐草为蠲。《广雅》云:蛆蝶,马蠮,马蚿也。又马践,蛆也。《尔雅》云:蛝,马践。郭璞云:马蠲勾,俗呼马蠮。《淮南子·时则训》云:季夏之日,腐草化为蚈。高诱云:蚈,马蚈也。幽冀谓之秦渠。又《汜论训》云:蚈,足众,而走不若蛇。已《兵略训》云:若蚈之足。高诱云:蠲,马蚿也。《方言》云:马蚿,北燕谓之蛆渠。其大者,谓之马蚰。《博物志》云:马蚿,一名百足,中断成两段,各行而去。

地胆

味辛寒。主鬼痊寒热,鼠瘘恶疮死肌,破癥瘕,堕胎。一名蚖青。生川谷。

《吴普》曰:地胆,一名元青,一名杜龙,一名青虹(《御览》)。

《名医》曰:一名青蛙。生汶山,八月取。

案:《广雅》云:地胆,蛇要,青蟊,青蟊也。陶弘景云:状如大马蚁,有翼。伪者,即班猫所化,状如大豆。

鼠妇

味酸温。主气癃不得小便,妇人月闭血瘕,痫痉寒热,利水道。一名眉蟠,一名蚖蛾(别录云:一名鼠负。言鼠多在坎中背则负之,今作妇字,如似乖理)。生平谷。

《名医》曰:一名蜲。生魏郡及人家地上。五月五日取。

案:《说文》云:蚚蚚威,委黍;委黍,鼠妇也;蟠,鼠负也。《尔雅》云:蟠,鼠负。郭璞云:瓮器底虫。又蚚威,委黍。郭璞云:旧说,鼠妇别名。《毛诗》云:伊芳威在室。《传》云:伊芳威,委黍也。陆玑云:在壁根下,瓮底中生,似白鱼。

萤火

味辛微温。主明目,小儿火疮,伤热气,蛊毒鬼疰,通神精。一名夜光。生池泽。

《吴普》曰:荧火,一名夜照,一名熠耀,一名救火,一名景天,一名据火,一名挟火(《艺文类聚》)。

《名医》曰:一名放光,一名熠耀,一名即照。生阶地。七月七日收,阴干。

案:《说文》云:(上炎下舛),兵死及牛马之血为磷,鬼火也,从炎舛。《尔雅》云:荧火,即照。郭璞云:夜飞,腹下有火。《毛诗》云:熠耀宵行。传云:熠耀,磷也;磷,荧火也。《月令》云:季夏之月,腐草化为荧。郑元云:萤飞虫,萤火也。据毛苌以萤为磷,是也。

《说文》无萤字,当以磷为之。《尔雅》作荧,亦是。旧作萤,非。又按:《月令》:腐草为萤,当是蠲字假音。

衣鱼

味咸温依明万历本。主妇人疝瘕,小便不利,小儿中风御览中风上多头字,见九百四十六,项强背起,摩之。一名白鱼。生平泽。

《吴普》曰:衣中白鱼。一名蟫(《御览》)。

《名医》曰:一名蟫。生咸阳。

案:《说文》云:蟫,白鱼也。《广雅》云:白鱼,蛃鱼也。《尔雅》云:蟫,白鱼。郭璞云:衣、书中虫,一名蛃鱼。

木(下品)

桃核仁

味苦平。主症血、血闭、瘕邪,杀小虫。桃花:杀注恶鬼,令人好颜色。桃枭:微温。生川谷。

《名医》曰：桃核，七月采，取仁，阴干；花，三月三日采，阴干；桃凫，一名桃奴，一名枭景。是实着树不落。实中者，正月采之；桃蠹，食桃树虫也。生太山。

案：《说文》云：桃，果也。《玉篇》云：桃，毛果也。《尔雅》云：桃李丑核。郭璞云：子中有核仁。孙炎云：桃李之实，类皆有核。

杏核仁

味甘温。主咳逆上气，雷鸣，喉痹下气，产乳，金创、寒心、贲豚。生川谷。

《名医》曰：生晋山。

案：《说文》云：杏，果也。《管子·地员篇》云：五沃之土，其木宜杏。高诱注《淮南子》云：杏，有窍在中。

米谷（下品）

腐婢

味辛平。主阂疟寒热邪气，泄痢，阴不起，病酒头痛。生汉中。

《吴普》曰：小豆花，一名腐婢（旧作付月，误）。神农：甘，毒。七月采，阴干四十日。

治头痛，止渴（《御览》）。

《名医》曰：生汉中。即小豆花也。七月采，阴干。

菜（下品）

苦瓠

味苦寒。主大水，面目四肢浮肿，下水，令人吐。生川泽。

《名医》曰：生晋地。

案：《说文》云：瓠匏，匏瓠也。《广雅》云：匏，瓠也。《尔雅》云：瓠，栖瓣。《毛诗》云：瓠有苦叶。《传》云：匏，谓之瓠。又九月断壶。《传》云：壶，瓠也。《古今注》云：瓠，壶芦也。壶芦，瓠之无柄者。瓠，有柄者。又云：瓢，瓠也。其揔，曰匏。瓠则别名。

水靳

味甘平。主女子赤沃，止血养精，保血脉，益气，令人肥健、嗜食。一名水英。生池泽。

《名医》曰：生南海。

案：《说文》云：芹，楚葵也；近，菜类也。《周礼》有近菹。《尔雅》云：芹，楚葵。

郭璞云：今水中芹菜。《字林》云：芹草，生水中。根，可缘器。又云：芌菜，似蒜，生水中。

彼子

味甘温。主腹中邪气，去三虫、蛇螫、蛊毒、鬼注、伏尸。生山谷。

《名医》曰：生永昌。

案：陶弘景云：方家，从来无用此者。古今诸医及药家，子不复识。又，一名熊子，不知其形何类也。掌禹锡云：树，似杉；子，如槟榔。《本经》虫部云：彼子，芝注云：彼字合从木。《尔雅》云：彼，一名柀。

注 释

①九光：九色光，即青、赤、黄、白、黑、绿、紫、红、绀。

②贼风：害人之风邪。

③不得消息：谓呼吸困难。

④白瘢：瘢，同"癣"。白瘢，为癣的一种。

⑤痱缓：痱，通"废"。缓，谓四肢缓弱不收。

⑥熛热：熛是火飞。熛热谓火热发展很快。

⑦傅：通"敷"。

⑧阴衰：指肾阴之气衰弱。
⑨六畜：指牛、羊、狗、马、猪、骆驼。

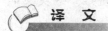 **译 文**

玉石（下品）

⊙石灰
味辛，性温。主治疽、疡、疥疮、瘙痒、发热、恶疮、麻风病、肌肤坏死、眉毛脱落，可杀痔虫，去黑痣、息肉。石灰又叫恶灰。

⊙礜石
味辛，性大热。主治寒热、鼠瘘、蚀疮、肌肤麻木、风痹、腹中癖积坚硬，能除邪气。礜石又叫青分石、立制石、固羊石。

⊙铅丹
味辛，性微寒。主治呕逆、反胃、惊痫、癫疾，能除热下气。炼化之后还原成九色光。久服神智清明。

⊙粉锡
味辛，性寒。主治伏尸，能解虫毒螫咬，杀三虫。粉锡又叫解锡。

⊙代赭石
味苦，性寒。主治多种外感病、传染病，如鬼疰、蛊毒、贼风侵袭，出现心神恍惚、神昏谵妄现象，祛除腹中邪气结毒，以及女子赤带、漏红。代赭石又叫须丸。

⊙戎盐
功能明目，治疗目痛，可增益气力、强肌坚骨，除去蛊毒。

⊙白垩
味苦，性温。主治女子寒热、癥瘕、经闭、积聚。

⊙冬灰

味辛,性微温。主治黑痣、赘疣、息肉、疽、蚀、疥疮、瘙痒。冬灰又叫藜灰。

⊙青琅玕

味辛,性平。主治身痒、火疮、痈伤、疥疮瘙痒、肌肤麻木。青琅玕又叫石珠。

草（下品）

⊙附子

味辛,性温。主治风寒咳嗽,能祛邪气、温中,治疗金疮,破除证结、积聚、血瘕,以及寒湿所致下肢痿弱、不能行走、拘挛、膝痛。

⊙乌头

味辛,性温。主治外感中风恶风恶寒,可发汗,并治疗寒湿痹痛、咳嗽气喘,能破积聚,除寒热。其汁煎后叫做射罔,能杀飞禽走兽。乌头又叫奚毒、即子、乌喙。

⊙天雄

味辛,性温。主治重证风寒湿痹、周身关节痛、拘挛不利,能破积聚,除邪气,疗金疮,强筋骨,使身轻善走。天雄又叫白幕。

⊙半夏

味辛,性平。主治外感伤寒、发热恶寒、心下痞硬,能下气降逆,治疗咽喉肿痛、头晕目眩、胸中胀满、咳嗽、肠鸣,有止汗的作用。

⊙虎掌

味苦,性温。主治心痛、发寒发热、邪气积聚不通、伏梁、筋伤痿缓、拘挛,有通利水道的作用。

⊙鸢尾

味苦,性平。主治蛊毒、鬼疰,能祛邪解毒,破癥瘕积聚、祛水邪、下三虫。

⊙大黄

味苦,性寒。功能通下瘀血,主治经血闭止、发热恶寒,破除癥瘕、积聚、留饮、宿食,具有荡涤肠胃、通利水谷、推陈致新、调中化食、使五脏安康和谐的作用。

⊙葶苈

味辛,性寒。主治癥瘕、积聚、邪气结聚、饮食不调、发热恶寒,能破坚积、除邪气、通利水道。葶苈又叫大室、大适。

⊙桔梗

味辛,性微温。主治胸胁刺痛、腹满肠鸣、惊恐悸气。

⊙莨菪子

味苦,性寒。主治齿痛,能引虫出,治疗肉痹拘急,可使人步履轻健,多食则使人妄见狂走。久服身体轻快、跑过奔马、体魄强健、气力充沛、神智清爽。莨菪子又叫横唐。

⊙草蒿

味苦,性寒。主治疥疮痂结瘙痒、恶疮,能杀虫、泄骨节间热、明目。草蒿又叫青蒿、方溃。

⊙旋覆花

味咸,性温。主治邪气结聚、胁下满、惊悸,能除水邪、去寒热、安和五脏、补中下气。旋覆花又叫金沸草、盛椹。

⊙藜芦

味辛,性寒。主治蛊毒、咳嗽、下痢脓血便、头部疮疡、疥疮、恶疮,能杀虫解毒、清除坏死的肌肉。藜芦又叫葱苒。

神农本草经 白话精解

⊙钩吻

味辛,性温。主治金刃疮伤、乳部痉挛、外感恶风、咳喘、水肿,并能治疗鬼疰、蛊毒等传染病。钩吻又叫野葛。

⊙射干

味苦,性平。主治咳嗽气喘、喉痹咽痛、呼吸困难,能消散结聚的邪气,以及腹中邪热与饮食搏结所致的疾患。射干又叫乌扇、乌蒲。

⊙蛇合

味苦,性微寒。主治惊痫、恶寒发热,能除热邪,并治疗金疮、疽、痔、鼠瘘、恶疮、头部疮疡。蛇合又叫蛇衔。

⊙恒山

味苦,性寒。主治外感伤寒恶寒发热、温疟发热狂妄、胸中痰结吐逆。

⊙蜀漆

味辛,性平。主治疟疾、咳嗽、发作寒热、腹中证结、痞气、邪气积聚、蛊毒、鬼疰。

⊙甘遂

味苦,性寒。主治腹满肿大、疝瘕、面目浮肿、痰饮宿食停聚,能破除证结、积聚,通利水道、谷道。甘遂又叫主田。

⊙白敛

味苦,性平。主治痈肿、疽疮,能散结气、止疼痛、除热邪,治疗目中赤、小儿惊痫、温疟、女子阴中肿痛。白敛又叫菟核、白草。

⊙青葙子

味苦,性微寒。主治肤热、身痒,能祛邪气,杀三虫。子名草决明,治疗口唇青紫。青葙子又叫草蒿、萋蒿。

⊙藋菌

味咸,性平。主治心痛,可温中,能除长虫、白癣、蛲虫,解蛇咬螫毒,对癥瘕、各种虫证也有治疗作用。藋菌又叫藋芦。

⊙白及

味苦,性平。主治痈肿、恶疮、败疽、阴液耗伤肌肤坏死、胃中邪气结聚、贼风侵袭四肢缓弱等证。白及又叫甘根、连及草。

⊙大戟

味苦,性寒。主治蛊毒、十二经水肿、腹满急痛、积聚、风邪中人皮肤疼痛、吐逆。大戟又叫邛钜。

⊙泽漆

味苦,性微寒。主治皮肤发热、大腹水肿、四肢面目浮肿、男子肾气不足。

⊙茵芋

味苦,性温。主治心腹五脏邪气结聚、身体消瘦、寒热发作有时、状如疟疾、周身关节风湿痹痛。

⊙贯众

味苦,性微寒。主治腹中邪气结聚,能解热毒,杀蛔、赤、蛲三虫。贯众又叫贯节、贯渠、百头、虎卷、扁符。

⊙茇花

味苦,性寒。主治伤寒、温疟,能下十二经水邪,破积聚、癥瘕,荡涤肠胃中水饮宿食停聚、发作寒热,祛邪气,利水道。

⊙牙子

味苦,性寒。功能除邪泄热,主治疥疮瘙痒、恶性疮疡、痔疮,去白虫。牙子又叫狼牙。

神农本草经 白话精解

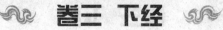

⊙羊踯躅

味辛,性温。主治贼风侵淫皮肤作痛、温疟,能解恶毒、通痹痛。

⊙商陆

味辛,性平。主治水肿胀满、疝瘕、痹痛,可用商陆熨贴患处,除痛肿、杀病邪。商陆又叫葛根、夜呼。

⊙羊蹄

味苦,性寒。主治头秃疮、疥疮瘙痒,可除邪热,治疗女子阴蚀疮。羊蹄又叫东方宿、连虫陆、鬼目。

⊙萹蓄

味苦,性平。主治浸淫疮、疥疮瘙痒、疽、痔等证,能杀蛔、赤、蛲三虫。

⊙狼毒

味辛,性平。主治咳嗽气喘、饮食及水气积聚、发作寒热、恶疮、鼠瘘、疽蚀疮、蛊毒,可毒杀飞鸟走兽。狼毒又叫续毒。

⊙白头翁

味苦,性温。主治温疟发狂乱跑、寒热发作有时、癥瘕、积聚、瘿气颈肿,能活血止痛、治疗金疮。白头翁又叫野丈人、胡王使者。

⊙鬼臼

味辛,性温。主治蛊毒、鬼疰,功能解百毒,辟除病邪及一切秽浊之气。鬼臼又叫爵犀、马目毒公、九臼。

⊙羊桃

味苦,性寒。主治身体燺热、突发红赤之色、风水浮肿、积聚、恶性疮疡,对小儿发热有治疗作用。羊桃又叫鬼桃、羊肠。

⊙女青

味辛,性平。主治蛊毒,能逐除恶邪,并治疗重证温疟,消灭秽浊之气。女青又叫雀瓢。

⊙连翘

味苦,性平。主治寒热发作、鼠瘘瘰疬、痈肿恶疮、瘿瘤热结、蛊毒。连翘又叫异翘、兰花、折根、轵、三廉。

⊙蔄茹

味辛,性寒。主治蚀疮肌肉腐恶、败疮、肌肤麻木,能杀疥虫,排脓血,消除风热邪气,并治疗健忘证、神情郁闷不乐。

⊙乌韭

味甘,性寒。主治皮肤寒热、往来发作,能通利小肠、膀胱之气。

⊙鹿藿

味苦,性平。主治蛊毒、女子腰腹疼痛、郁闷不乐、肠痈、颈部瘰疬生疮。

⊙蚤休

味苦,性微寒。主治惊痫、摇头弄舌、热气炽于腹中、癫疾、痈疮、阴蚀,能下蛔、赤、蛲三虫,去蛇毒。蚤休又叫蚩休。

⊙石长生

味咸,性微寒。主治恶寒发热、恶疮大热,能辟除秽浊之气。石长生又叫丹草。

⊙陆英

味苦,性寒。主治骨关节痹痛、四肢拘挛酸疼、膝部冷痛、阳痿、短气不足、脚肿。

⊙荩草

味苦,性平。主治久咳、气逆作喘、久寒惊悸、痂疥疮、白秃疮,能杀皮肤缝隙小虫。

⊙牛扁

味苦,性微寒。主治身体皮肤热疮,可作浴汤。又能杀灭牛虱小虫,治疗牛病。

⊙夏枯草

味苦、辛,性寒。主治恶寒发热、颈上瘰疬生疮流脓、形成瘘管的鼠瘘、头疮,能破证结、散瘿气,以及脚肿、湿痹等证。可使身体轻松。夏枯草又叫夕句、乃束。

⊙芫花

味辛,性温。主治咳嗽气喘、喉中哮鸣、咽肿短气、蛊毒、恶性鬼疟、疝瘕、痈肿,可毒杀虫鱼。芫花又叫去水。

木(下品)

⊙巴豆

味辛,性温。主治伤寒、温疟、发热恶寒,能破除癥瘕、积聚、肿块坚硬或气结成瘕,以及留饮、痰癖、大腹水肿胀满等证,功能荡涤五脏六腑、开通闭塞、使水道和谷道通利,去除腐恶之肉,以及祛邪解毒,治疗蛊、疰等传染病,有毒杀虫鱼的效能。巴豆又叫巴椒。

⊙蜀椒

味辛,性温。主治气逆咳嗽,可温中祛邪,逐除肌肤关节麻木、寒湿痹痛,有下气降逆的作用。久服头发不白、身体轻捷、增年益寿。

⊙皂荚

味辛、咸,性温。主治风痹肌肤麻木、风邪头痛流泪,能通利九窍、苏醒神志。

⊙柳华

味苦,性寒。主治风水浮肿、黄疸、面色黑而热。柳华又叫柳絮。柳叶:

主治马疥疮痂结。柳实：主治疮痈破溃，能逐除脓血。柳子汁：治疗口渴。

⊙楝实

味苦，性寒。主治温病、伤寒、高热、狂燥、发烦，可杀灭蛔虫、赤虫、蛲虫，以及疥疮，有通利小便水道的作用。

⊙郁李仁

味酸，性平。主治大腹水肿、面目四肢浮肿，有通利小便水道的作用。根：主治齿龈肿、龋齿，有坚齿之效。郁李又叫爵李。

⊙莽草

味辛，性温。主治头风、痈肿、乳肿、疝瘕，能除结聚的邪气，并治疗疥疮瘙痒证，有毒杀虫鱼的效能。

⊙雷丸

味苦，性寒。功能杀三虫，逐毒邪，疗胃热，适用于男子，女子宜慎用。雷丸可作摩膏，对小儿百病虫积之证有治疗作用。

⊙桐叶

味苦，性寒。主治恶疮、阴蚀疮。皮：主治各种痔疮、虫证。花：可敷猪疮，饲养猪可使之肥大三倍。

⊙梓白皮

味苦，性寒。主治积热、虫证。叶：可捣敷猪疮，饲养猪可使之肥大三倍。

⊙石南

味辛，性平。功能益养肾气，疗治内伤、阴衰，强筋骨，利皮毛。果实：具有杀蛊毒、破积聚、逐风痹的作用，又叫鬼目。

⊙黄环

味苦，性平。主治蛊毒、鬼疰等传染性疾病，以及邪聚内脏所致咳嗽、

发作寒热等证。黄环又叫凌泉、大就。

⊙溲疏

味辛,性寒。主治身体皮肤发热,能除邪气、止遗尿。溲疏可作浴汤洗身。

⊙鼠李

主治恶寒发热、瘰疬生疮。

⊙药实根

味辛,性温。主治邪气痹阻酸疼,具有续补绝伤、填益骨髓的作用。药实根又叫连木。

⊙栾华

味苦,性寒。主治目痛流泪、目眦受伤,能消目肿。

⊙蔓椒

味苦,性温。主治风寒湿痹、周身关节疼痛、四肢厥冷、膝痛。蔓椒又叫家椒。

兽（下品）

⊙豚卵

味甘,性温。主治惊痫、癫疾、鬼疰、蛊毒、寒热、贲豚、癃闭、筋脉挛缩等证,能祛除邪气。豚卵又叫豚颠。豚悬蹄:主治伏热在肠的痔疮、肠痈、肠内蚀疮。

⊙麋脂

味辛,性温。主治痈肿、恶疮、肌肤麻木、风寒湿痹、四肢拘缓不收、头风肿胀,能开通腠理、宣散风寒。麋脂又叫官脂。

⊙鼺鼠

功能堕胎,使产妇顺利分娩。

⊙六畜毛蹄甲

味咸,性平。主治鬼疰、蛊毒等传染病、发热恶寒、惊痫、癫疾、痉证、发狂乱跑。牛、羊、马、猪、狗、骆驼六畜毛及蹄甲入药,以骆驼毛为优。

虫鱼(下品)

⊙虾蟆

味辛,性寒。主治邪气结聚、瘀血,能破证坚、痈肿、阴蚀疮。服食虾蟆可预防急性热病。

⊙马刀

味辛,性微寒。主治漏下、赤白带、发热恶寒,可治疗石淋,有毒,能杀禽、兽、贼鼠之类。

⊙蛇蜕

味咸,性平。主治小儿多种惊痫、瘛疭、癫疾、发作寒热、肠痔、虫毒、蛇痫。用火熬用为佳。蛇蜕又叫龙子衣、蛇符、龙子单衣、弓皮。

⊙蚯蚓

味咸,性寒。主治蛇瘕、伏尸、鬼疰、蛊毒,能杀虫去疾。可化水使用。

⊙蠮螉

味辛,性平。主治久聋、咳嗽,具有解毒拔刺、发汗祛邪的作用。

⊙蜈蚣

味辛,性温。主治鬼疰、蛊毒,以及蛇、虫、鱼中毒证、神志谵妄、温疟、各种寄生虫病。

⊙水蛭

味咸,性平。功能活血化瘀、逐除恶血,治疗经闭,能破除血瘕、积聚,治疗不孕证,通利水道。

⊙斑猫

味辛,性寒。主治寒热、鬼疰、蛊毒、鼠瘘疮、恶疮、疽、蚀疮、肌肤麻木坏死,以及石淋癃闭。斑猫又叫龙尾。

⊙贝子

味咸,性平。主治目翳、鬼疰、蛊毒、腹痛下血、小便癃闭不通,能通利水道,烧用为佳。

⊙石蚕

味咸,性寒。主治小便癃闭不通,能破石淋,并能堕胎。肉具有散结气、利水道、除热邪的作用。石蚕又叫沙虱。

⊙雀瓮

味甘,性平。主治小儿惊痫、发作寒热、邪气结聚、蛊毒、鬼疰。雀瓮又叫躁舍。

⊙蜣螂

味咸,性寒。主治小儿惊痫、瘛疭、腹胀、发作寒热,大人癫疾、发狂乱跑。又叫蛣蜣,用火熬用为佳。

⊙蝼蛄

味咸,性寒。主治难产,能使刺从肉中拔出、使痈肿破溃、使哽噎得下,并能解毒、疗恶疮。蝼蛄又叫蟪蛄、天蝼、蝅,以夜间出来活动的为佳。

⊙马陆

味辛,性温。主治腹中积聚大的坚硬肿块、息肉、恶疮、白秃疮。马陆又叫百足。

⊙地胆

味辛,性寒。主治鬼疰、发作寒热、鼠瘘、恶疮、肌肤麻木坏死,能破癥瘕、堕胎。地胆又叫蚖青。

⊙鼠妇

味酸,性温。主治气癃小便不通,妇人经闭、血瘕、痫痉、寒热,可通利水道。鼠妇又叫眉蟠、蚜蝛。

⊙萤火

味辛,性微温。功能明目,主治小儿火疮热伤、蛊毒、鬼疰,使神清气爽。萤火又叫夜光。

⊙衣鱼

味咸,性温。主治妇人疝瘕、小便不利、小儿外感中风、项背强急,可摩擦患处。衣鱼又叫白鱼。

木（下品）

⊙桃核仁

味苦,性平。主治瘀血、经闭、癥瘕,能祛邪气、杀小虫。桃花:治疗痨瘵,能杀痓虫、驱鬼邪,使人颜色美好。桃凫:性微温,主治痨病,能杀灭传染原。桃毛:主治血瘕、寒热积聚、不孕证。桃蠹:驱杀秽浊不祥邪气。

⊙杏核仁

味甘,性温。主治咳嗽、气喘、哮鸣、喉痹,有下气、通乳的作用,并治疗金疮、寒气冲逆心胸的贲豚证。

米谷(下品)

⊙腐婢

味辛,性平。主治阂疟、发作寒热,能祛除疟邪,并可治疗泄痢、阳痿不举、饮酒犯病头痛。

菜(下品)

⊙苦瓠

味苦,性寒。主治大腹水肿、面目四肢浮肿,能利下水邪,并且使人涌吐。

⊙水靳

味甘,性平。主治女子赤带,可止血养精、保护血脉、增益气力、使人肥健、食欲旺盛。水靳又叫水英。

⊙彼子

味甘,性温。主治腹中邪气聚积、蛔、赤、蛲三虫证、蛇咬蜂螫、蛊毒、鬼疰、伏尸等病。

录本草经书后

己丑

神农本草经三品，共三百六十五种，以应周天之数。梁陶宏景名医别录，又增三百六十五种，以白书为本经，墨书为别录，传写已久，舛错甚多。今二书皆已亡佚，所据者惟纲目而已。纲目于本经诸品，并入锡铜镜鼻、玉浆、大盐、翘根、蜀漆、海药实根、蒲黄、青蘘、赤芝、黄芝、白芝、黑芝、紫芝、柀子、瓜蒂、松脂、天鼠屎、白胶一十八种，又析出大豆、赤小豆、木耳、檀桓、土蜂、桃蠹虫六种，凡三百五十三种。而纲目以檀桓属拾遗，以土蜂属别录，以桃蠹虫属日华，并不云从本经析出，是数典而忘其祖矣。序例云神农本草经三百四十七种，除并入一十八种，似析出诸种例所不计。然大豆、赤小豆、木耳，亦从本经析出，何以仍标本经？葱、薤、杏仁，显属本经中品，何以反标别录？反复推究，皆不可通。其中绿青、葈耳、鼠妇、石龙子四条，经文都无一字，岂本经之文。岁久残缺与？抑本经之文混入别录与？序例又载本经目录，有木花、王不留行、龙眼、肤青、姑活、石下长卿、燕屎，而无绿青、术、升麻、由跋、赭魁、青蘘、鹰屎白，乃与本书互相参差，可见著书之难。以濒湖之博洽冠古今者，而前后籍抵牾，疑非一人手笔。近世如缪仲淳本草经疏、张路玉本经逢原，经文皆据纲目，而于此等疑窦不一为之疏通证明，甚至以别录等说混作经言，朱紫无别，根干不分，盖医学之榛芜至于今而极矣。本经主治，其文简质古奥，即未必果出炎帝，要亦先秦古书。世惟知素问为医之祖，而于神农本经无有过而问者，岂不重可慨哉！今姑即纲目所载采录成编，名例数条仍冠于首，异日当重为校补，与海内同志共珍之。

附吴氏本草十二条

龙　眼　一名益智，一名比目(《齐民要术》)。

鼠　尾　一名劲，一名山陵翘。治痢也(《太平御览》)。

满阴实　生平谷或圃中。延蔓如瓜叶，实如桃。七月采。止渴延年(《太平御览》)。

千岁垣中肤皮，得姜、赤石胎，治(《太平御览》)。

小　华　一名结草(《太平御览》)。

木　瓜　生夷陵(《太平御览》)。

谷树皮　治喉闭。一名楮(《太平御览》)。

樱　桃　味甘。主调中益气，令人好颜色，美志气。一名朱桃，一名麦英也(《艺文类聚》)。

李　核　治仆僵。花，令人好颜色(《太平御览》)。

大　麦　一名穬麦。五谷之大盛，无毒，治消渴，除热，益气。食蜜为使。麦种一名小穬麦。无毒。治利而不中(《太平御览》)。

豉　益人气(《太平御览》)。

晖日，一名鸩羽(《太平御览》)。

附诸药制使

唐慎微曰:《神农本经》相使,正各一种,冀以《药对》参之,乃有两三。

玉、石,上部

玉　泉　畏款冬花。

玉　屑　恶鹿角。

丹　砂　恶磁石,畏咸水。

曾　青　畏菟丝子。

石　胆　水英为使;畏牡桂、菌桂、芫花、辛夷白。

钟　乳　蛇床子为使;恶牡丹、牡蒙、元石;畏紫石英、蘘草。

云　母　泽泻为使;畏蛇甲及流水。

消　石　口为使;恶苦参、苦菜,畏女菀。

朴　硝　畏麦句姜。

芒　硝　石苇为使;恶麦句姜。

矾　石　甘草为使;畏牡蛎。

滑　石　石苇为使;恶曾青。

紫石英　长石为使;畏扁青、附子;不欲蛇甲、黄连、麦句姜。

白石英　恶马目毒公。

赤石脂　恶大黄;畏芫花。

黄石脂　曾青为使;恶细辛;畏蜚蠊。

太一余粮　杜仲为使;畏铁落、菖蒲、贝母。

玉、石,中部

水　银　畏磁石。

殷　蘖　恶防己;畏木。

孔公蘖　木兰为使;恶细辛。

阳起石　桑螵蛸为使;恶泽泻、菌桂、雷丸、蛇蜕皮;畏菟丝子。

石　膏　鸡子为使;恶莽草毒公。

凝水石　畏地榆;解巴豆毒。

磁　石　柴胡为使;畏黄石脂;恶牡丹、莽草。

神农本草经 白话精解

元　石　恶松脂、柏子仁、菌桂。

理　石　滑石为使;恶麻黄。

玉、石,下部

矾　石　得火良;棘针为使;恶虎掌、毒公、鹜屎、细辛、水。

青琅玕　得水银良;畏鸡骨;杀锡毒。

特生矾石　得火良;畏水。

代　赭　畏天雄。

方解石　恶巴豆。

大　盐　漏芦为使。

草药,上部

六　芝　薯蓣为使;得发良;恶常山;畏扁青、茵陈。

术　防　防风、地榆为使。

天门冬　垣衣、地黄为使;畏曾青。

麦门冬　地黄、车前为使;恶款冬、苦瓠;畏苦参、青蘘,女萎薤,主畏卤咸。

干地黄　得麦门冬、清酒,良;恶贝母;畏元黄。

菖　蒲　秦艽、秦皮为使;恶地胆、麻黄。

泽　泻　畏海蛤、文蛤。

远　志　得茯苓、冬葵子、龙骨,良;杀天雄、附子毒;畏珍珠、蜚蠊、藜芦。

齐　蛤　薯蓣,紫芝为使,恶甘遂。

石　斛　陆英为使;恶凝水石、巴豆;畏白僵蚕、雷丸。

菊　花　术、枸杞根、桑根、白皮,为使。

甘　草　术、干漆、苦参为使;恶远志;反甘遂、大戟、芫花、海藻。

人　参　茯苓为使;恶溲疏;反藜芦。

牛　膝　恶萤火、龟、陆英;畏白。

细　辛　曾青、东根为使;恶野狼毒、山茱萸、黄耆;畏滑石、硝石;反藜芦。

独　活　蠡石为使。

柴　胡　半夏为使;恶皂荚;畏女苑、藜芦。

菴　子　荆子、薏苡仁为使。

蔪蓂子　得荆子、细辛,良;恶干姜、苦参。

龙　胆　贯众为使;恶防葵、地黄。

菟丝子　得酒良;薯蓣、松脂为使;恶藋茵。

巴戟天　复盆子为使;恶朝生、雷丸、丹参。

蒺藜子　乌头为使。

沙　参　恶防己;反藜芦。

防　风　恶干姜、藜芦、白蔹、芫花;杀附子毒。

络　石　杜仲、牡丹为使;恶铁落;畏菖蒲、贝母。

黄　连　黄芩、龙骨、理石为使;恶菊花、芫花、元参、白鲜皮;畏款冬;胜乌头;解巴豆毒。

丹　参　味咸水,反藜芦。

天名精　垣衣为使。

决明子　蓍实为使;恶大麻子。

续　断　地黄为使;恶雷丸。

芎藭　白芷为使。

黄　蓍　恶龟甲。

杜　若　得辛夷、细辛,良;恶柴胡、前胡。

蛇床子　恶牡丹、巴豆、贝母。

茜　根　畏鼠姑。

飞　蠊　得乌头,良;恶麻黄。

薇　衔　得秦皮,良。

五味子　苁蓉为使;恶葳蕤;胜乌头。

草药,中部

当　归　恶兰茹;畏菖蒲、海藻、牡蒙。

秦　艽　菖蒲为使。

黄　芩　山茱萸、龙骨为使;恶葱实;畏丹砂、牡丹、藜芦。

芍　药　须丸为使;恶石斛、芒硝;畏石、鳖甲、小蓟;反藜芦。

干　姜　秦椒为使;恶黄连、黄芩、天鼠屎;杀半夏、莨菪毒。

藁　本　畏茹。

麻　黄　浓朴为使;恶辛夷、石苇。

葛　根　杀野葛、巴豆、百药毒。

前　胡　半夏为使;恶皂荚;畏藜芦。

贝　母　浓朴、白薇为使;恶桃花;畏秦艽、矾石、莽草;反乌头。

栝　楼　枸杞为使;恶干姜;畏牛膝、干漆;反乌头。

元　参　恶黄、干姜、大枣、山茱萸;反藜芦。

苦　参　元参为使;恶贝母、漏芦、菟丝子;反藜芦。

石龙芮　大戟为使;畏蛇蜕、吴茱萸。

萆　薢　薏苡为使;畏葵根、大黄、柴胡、牡蛎、前胡。

石　苇　滑石、杏仁为使,得菖蒲,良。

狗　脊　萆薢为使;恶败酱。

瞿　麦　蘘草、牡丹为使;恶螵蛸。

白　芷　当归为使;恶旋复花。

紫　菀　款冬为使;恶天雄、瞿麦、雷丸、远志;畏茵陈。

白藓皮　恶螵蛸、桔梗、茯苓、萆薢。

白　薇　恶黄、大黄、大戟、干姜、干漆、大枣、山茱萸。

紫　参　畏辛夷。

淫羊藿　薯蓣为使。

款冬花　杏仁为使;得紫菀,良;恶皂荚、硝石、元参;畏贝母、辛夷、麻黄、黄芩、黄连、黄耆、青葙。

牡　丹　畏菟丝子。

防　己　殷孽为使;恶细辛;畏萆薢;杀雄黄毒。

女　苑　畏卤咸。

泽　兰　防己为使。

地　榆　得发良;恶麦门冬。

海　藻　反甘草。

草药,下部

大　黄　黄芩为使。

桔　梗　节皮为使;畏白芨;反龙胆、龙眼。

甘　遂　瓜蒂为使;恶远志;反甘草。

葶　苈　榆皮为使;得酒良;恶僵蚕、石龙芮。

芫　花　决明为使;反甘草。

泽　漆　小豆为使;恶薯蓣。

大　戟　反甘草。

钩　吻　半夏为使;恶黄芩。

藜　芦　黄连为使;反细辛、芍药、五参;恶大黄。

乌头、乌喙　莽草为使,反半夏、栝蒌、贝母、白蔹、白芨;恶藜芦。

天　雄　远志为使,恶腐婢。

附　子　地坦为使;恶蜈蚣;畏防风、甘草、黄耆、人参、乌韭、大豆。

贯　众　藋菌为使。

半　夏　射干为使;恶皂荚;畏雄黄、生姜、干姜、秦皮、龟甲;反乌头。

蜀　漆　栝楼为使;恶贯众。

虎　掌　蜀漆为使;畏莽草。

野狼牙　芜荑为使;恶枣肌、地榆。

常　山　畏玉札。

白　芨　紫石英为使;恶理石、李核仁、杏仁。

白　蔹　代赭为使;反乌头。

藋菌　得酒,良;畏鸡子。

蔄茹　甘草为使;恶麦门冬。

苈草　畏鼠妇。

夏枯草　土瓜为使。

野狼毒　大豆为使;恶麦句姜。

鬼臼　畏衣。

木药,上部

茯　苓　茯神马间为使;恶白蔹;畏牡蒙、地榆、雄黄、秦艽、龟甲。

杜　仲　恶蛇蜕、元参。

柏　实　牡蛎、桂心、瓜子为使;畏菊花、羊蹄、诸石、面曲。

干　漆　半夏为使;畏鸡子。

蔓荆子　恶乌头、石膏。

五加皮　远志为使;畏蛇皮、元参。

蘖　木　恶干漆。

辛　夷　芎川为使;恶五石脂;畏菖蒲、蒲黄、黄连、石膏、黄环。

酸枣仁　恶防己。

槐　子　景天为使。

牡荆实　防己为使;恶石膏。

木药,中部

浓　朴　干姜为使;恶泽泻、寒水石、硝石。

山茱萸　蓼实为使;恶桔梗、防风、防己。

吴茱萸　蓼实为使;恶丹参、硝石、白垩;畏紫石英。

秦　皮　大戟为使;恶茱萸。

占　斯　解野狼毒毒。

栀　子　解踯躅毒。

秦　椒　恶栝蒌、防葵;畏雌黄。

桑根白皮　续断、桂心、麻子为使。

木药,下部

黄　环　鸢尾为使;恶茯苓、防己。

石　南　五加皮为使。

巴　豆　芫花为使;恶蘘草;畏大黄、黄连、藜芦;杀斑蝥毒。

栾　花　决明为使。

蜀　椒　杏仁为使;畏款冬。

溲　疏　漏芦为使。

皂　荚　柏实为使;恶麦门冬;畏空青、人参、苦参。

雷　丸　荔实、浓朴为使;恶葛根。

兽,上部

龙　骨　得人参、牛黄,良;畏石膏。

龙　角　畏干漆、蜀椒、理石。

牛　黄　人参为使;恶龙骨、地黄、龙胆、蜚蠊;畏牛膝。

白　胶　得火,良;畏大黄。

阿　胶　得火,良;畏大黄。

兽,中部

犀　角　松子为使;恶蘸菌、雷丸。

羚羊角　菟丝子为使。

鹿　茸　麻勃为使。

鹿　角　杜仲为使。

兽,下部

麋　脂　畏大黄。

伏　翼　苋实、云实为使。

天鼠屎　恶白蔹、白薇。

虫、鱼,上部

蜜　蜡　恶芫花、齐蛤。

蜂　子　畏黄芩、芍药、牡蛎。

牡　蛎　贝母为使;得甘草、牛膝、远志、蛇床,良;恶麻黄、吴茱萸、辛夷。

桑螵蛸　畏旋复花。

海　蛤　蜀漆为使;畏狗胆、甘遂、芫花。

龟　甲　恶沙参、蜚蠊。

虫、鱼,中部

蝟　皮　得酒良;畏桔梗、麦门冬。

蜥　蜴　恶硫黄、斑蝥、芜荑。

露蜂房　恶干姜、丹参、黄芩、芍药、牡蛎。

䗪　虫　畏皂荚、菖蒲。

蛴　螬　蜚蠊为使,恶附子。

龟　甲　恶矾石。

蟹　杀莨菪毒、漆毒。

鱼　甲　蜀漆为使;畏狗胆、甘遂、芫花。

乌贼鱼骨　恶白敛、白芨。

虫、鱼,下部

蜣　螂　畏羊角,石膏。

蛇　蜕　畏磁石及酒。

斑　蝥　马刀为使;畏巴豆、丹参、空青;恶肤青。

地　胆　恶甘草。

马　刀　得水良。

果,上部

大　枣　杀乌头,毒。

菜,上部

冬葵子　黄芩为使。葱实,解藜芦毒。

米,上部

麻麻子　畏牡蛎、白薇;恶茯苓。

米,中部

大豆及黄卷　恶五参、龙胆;得前胡、乌喙、杏仁、牡蛎,良;杀乌头毒。

大　麦　蜜为使。

上二百三十一种,有相制使,其余皆无(三十四种续添,案:当云三十立冬之日,菊、卷柏先生;时为阳起石、桑螵蛸。凡十物使,主二百草,为之长。

立春之日,木兰、射干先生。为柴胡、半夏使。主头痛,四十五节。

立夏之日,蜚蠊先生。为人参、茯苓使。主腹中。七节,保神守中。

夏至之日,豕道、茱萸先生;为牡蛎、乌喙使。主四肢,三十二节。

立秋之日,白芷、防风先生。为细辛、蜀漆使。主胸背二十四节(原注:上此五条,出《药对》中,义旨渊深,非俗所究。虽莫可遵用,而是主统之本,故亦载之)。